本专著受北京市中医管理局“3+3”薪
廖家桢名家研究室通州分站经费支持

心血管科常见病中西医诊疗常规

寇兰俊　潘国忠　主编

中医古籍出版社
Publishing House of Ancient Chinese Medical Books

图书在版编目（CIP）数据

心血管科常见病中西医诊疗常规 / 寇兰俊，潘国忠主编 . -- 北京 : 中医古籍出版社，2025.4
ISBN 978-7-5152-2189-2

Ⅰ . ①心… Ⅱ . ①寇… ②潘… Ⅲ . ①心脏血管疾病—中西医结合—诊疗 Ⅳ . ① R54

中国版本图书馆 CIP 数据核字 (2020) 第 246075 号

心血管科常见病中西医诊疗常规
寇兰俊　潘国忠　主编

责任编辑　郑　蓉
文字编辑　赵月华
封面设计　艺点锦秀
出版发行　中医古籍出版社
社　　址　北京市东城区东直门内南小街 16 号（100700）
电　　话　010-64089446（总编室）　010-64002949（发行部）
网　　址　www.zhongyiguji.com.cn
印　　刷　北京市泰锐印刷有限责任公司
开　　本　880mm×1230mm　1/32
印　　张　8.75
字　　数　203 千字
版　　次　2025 年 4 月第 1 版　　2025 年 4 月第 1 次印刷
书　　号　ISBN 978-7-5152-2189-2
定　　价　48.00 元

《心血管科常见病中西医诊疗常规》
编委会

主　编　寇兰俊　潘国忠

副主编　温煜杰　张明海　周红梅　王　滨

编　委　郭金瑞　李聪颖　陈　庆　任晓霞
王妮娜　王子辰　玄昌波　谢　静
王达洋　刘　浩　韩小婉　刘　畅
张米镎　徐　茜　李淑艳　刘东洋
林换森　黄雪菲　吴亚男

前言

近年来，随着人民生活水平的提高、生活方式的改变，心血管疾病在我国的发生率有逐年增多的趋势，发病年龄趋向年轻化。

对心血管疾病的防治，中西医各有优势，结合我国国情，应共同参与、互补优势、有机结合。中医药在我国已有两千多年的历史，是中华民族的传统瑰宝之一，具有完整的理论体系和卓越的临床疗效，是我国劳动人民长期与疾病做斗争的集体智慧结晶。西医学突飞猛进，在临床医学领域产生了深刻的影响，其先进的诊疗技术成为治疗患者必不可少的手段。因此，充分发挥中西医结合的优势，更加有效地防治心血管疾病成为临床医生面临的新课题。临床实践证明，中西医结合防治心血管疾病具有较大优势，不仅积累了丰富的临床经验，还取得了丰硕的科研成果。中西医结合治疗心血管疾病逐步形成了规范化的体系，使其更好地为人类健康服务，从而推动中西医结合的健康发展。

为了加深心血管科医务工作者对一些临床常见疾病的理解和认识，该诊疗常规本着古为今用、西为中用、取长补短的原则，从临床实际出发，从中医、西医两个方面综合介绍了常见心血管疾病的诊疗常规，主要包括常见心血管疾病的中医认识、病因病机、诊断要点、类证鉴别、辨证论治和中医特色疗法，而西医概述、临床表现、诊断要点、治疗方案及原则等均根据最新诊疗指南编写，以期能对临床一线医疗工作的中医师、西医师有所裨益，成为心血管内科医师、全科医师、医学院校师生的重要参考。

中医书籍汗牛充栋，西医知识日新月异，当今心血管内科系统基础理论和临床研究进展很快，因水平所限，且编写时间紧迫，书中差错和疏漏在所难免，敬请广大同仁批评指正。

摘　要

心血管疾病是常见病、多发病，极大地威胁着人类健康。临床实践证明，中西医结合防治心血管疾病具有较大优势，不仅积累了丰富的临床经验，还取得了丰硕的科研成果。本诊疗常规主要包括常见心血管疾病的中医认识、病因病机、诊断要点、类证鉴别、辨证论治和其他中医特色疗法，西医概述、临床表现、诊断要点、治疗方案及原则，心血管系统疾病有创操作规范等。本书内容翔实，文字简练，实用性强，操作便捷，以期能对临床一线医疗工作的中医师、西医师有所裨益，成为心血管内科医师、全科医师、医学院校师生的重要参考。

目 录

第一章　冠状动脉粥样硬化性心脏病

第一节　冠状动脉粥样硬化性心脏病的中医诊疗

一、冠状动脉粥样硬化性心脏病稳定型心绞痛（胸痹心痛病）的中医诊疗

冠状动脉粥样硬化性心脏病（简称冠心病）稳定型心绞痛属于中医学“胸痹”“心痛”的范畴。胸痹心痛病是指以心胸部位闷痛，甚至猝然疼痛，或伴肩背及两臂放射痛，或伴有胸闷气短、心悸、汗出等为主要症状的病症。发病急，病情重，随时有生命危险。“心痛”的病名首见于《黄帝内经》，如《素问·标本病传论》言“心病先心痛”。《素问·厥论》认为“手心主少阴厥逆，心痛引喉，身热死，不可治”，而《素问·脏气法时论》认为“心病者，胸中痛，胁支满，胁下痛，膺背肩甲间痛，两臂内痛”。《金匮要略·胸痹心痛短气病脉证治》对胸痹心痛病的病因、病症与治法方剂做出了详细的论述。

心胸猝然大痛，持续不解，面青肢冷，脉微细者，为心脉闭阻不通，特称为“真心痛”或“卒心痛”以示发病急、病情危重，与胸痹心痛加以鉴别。

病因病机

胸痹心痛病的病因与“邪实”“本虚”有关。《灵枢·五邪》言:“邪在心，则病心痛喜悲。”《素问·至真要大论》言:“太阳之胜……寒厥入胃，则内生心痛。”《金匮要略·胸痹心痛短气病脉证治》开篇即云:“夫脉当取太过不及，阳微阴弦，即胸痹而痛，所以然者，责其极虚也。今阳虚知在上焦，所以胸痹心痛者，以其阴弦故也。”

胸痹心痛的病因主要包括劳倦内伤、年老体弱、饮食不节、寒温失调、七情内伤等。心主血脉，若劳倦过度，耗伤正气，则心气亏虚，不能推动血液正常运行，血液瘀滞，日久成瘀，阻于心脉。年老体弱者，阴阳两虚，阳虚则温煦无权，胸阳不振，行血无力，以致瘀血阻络；阴虚则脉道不充，血行不畅，导致瘀血停滞。饮食不节，嗜食肥甘，脾胃受损，水谷不化，聚湿成痰，阻遏气机，血行不畅，致心系络脉痹阻，寒温失调导致寒凝气滞、痰浊内阻、血行不畅而致胸阳闭遏。心为五脏之主，七情内伤，无论喜怒忧思悲恐惊，均可导致气机逆乱，血行不利，不通则痛，发为胸痹心痛。

邪阻心脉，胸阳闭遏：平素过食肥甘厚味，使痰湿内生，或感受寒邪，邪犯胸阳，寒滞血脉，或七情郁结，气滞血瘀，使心脉闭阻，胸阳郁遏，发为心痛。

阳虚寒凝，血脉不畅：素体阳虚，复因劳倦耗气，使心气不足，胸阳不振，血脉运行不畅，发为心痛。

心气阴虚，心脉瘀滞：因思虑伤脾，气血生化乏源，或五志过极，暗耗阴精及营血，心神失养，血脉虚涩不畅，瘀阻心脉，发为心悸、胸痛。

诊断要点

以阵发性心前区疼痛、憋闷、短气为主症，表现为胸骨后或胸膺部发作性疼痛，常为绞痛、刺痛或隐痛；疼痛可放射至左肩背、左臂内侧、颈、咽喉等部位，时作时止，反复发作；疼痛一般持续数十秒至十余分钟，一般不超过30分钟，休息或服药后可缓解；多伴有心悸，怔忡，短气乏力，呼吸不畅，甚则喘促、面色苍白、自汗等；可见相应的舌象和脉象。

中年以上人群多见，常因劳累过度、七情过激、气候变化、狂饮暴食等因素而诱发；部分无明显诱因或安静时发病。

鉴别诊断

胃脘痛：疼痛部位主要在胃脘部，其疼痛多在饮食后或饥饿时发作，多伴有胃脘部或闷或胀，或呕吐吞酸，或纳差，或便难，或泄泻，无胸闷、气短及心悸等。多与长期饮食失节或不洁、饥饱劳倦、情志郁结或外感寒邪、或贪凉饮冷等有关。

胁痛：胁痛部位主要在两胁部，其疼痛特点或刺痛不移，或胀痛不休，或隐痛，很少有短暂即消失的，常伴有胁部胀满不舒，善呃逆，嗳气，纳呆，腹胀或咽干口燥等症状。本病发作常常由情绪激动或暴食引发，少数体弱者可由劳累诱发。

脏躁：本病好发于青年女性，表现为胸闷不适，时有胸痛，以一过性刺痛为主，痛无定处，善叹息，长出气后则有所缓解，或咽部有异物堵塞感等症状。多由长期情志失常、气郁失展所致。

悬饮：可有胸胁胀痛，持续不解，与活动无关，多在咳嗽、转侧或呼吸时加重，肋间饱满，可有刺激性咳嗽、气短胸闷等症状。多因感受六淫邪气而发病。

辨证论治

1. 气虚血瘀证

主症：胸痛，胸闷或不适，倦怠乏力，气短懒言，口唇紫暗，指甲紫暗。

舌脉：舌体胖，舌质淡暗，或有瘀斑、瘀点，舌下脉络迂曲、怒张、色紫暗，苔薄，脉沉细或细涩。

治法：补益心气，活血止痛。

方药：益气通脉汤（郭士魁教授经验方）加味。

基本方：黄芪 15g，党参 15g，黄精 15g，当归 15g，川芎 15g，赤芍 15g，郁金 12g，片姜黄 12g，炒枳壳 12g。

加减：瘀血甚、胸痛剧烈，加乳香、没药、延胡索、檀香、丹参以增强活血止痛功效。

2. 气滞血瘀证

主症：胸痛，胸闷或不适，两胁胀痛，情志抑郁，善太息，心烦急躁，口唇紫暗，指甲紫暗。

舌脉：舌质紫暗或有瘀斑、瘀点，舌底脉络迂曲、怒张、色紫暗，脉沉弦或弦涩。

治法：理气活血，通络止痛。

方药:《医林改错》血府逐瘀汤合《时方歌括》丹参饮加减。

基本方：桃仁 10g，红花 10g，当归 15g，川芎 15g，赤芍 15g，地黄 15g，柴胡 10g，桔梗 10g，枳壳 12g，牛膝 15g，丹

参 15g，檀香 10g，砂仁 10g。

加减：气郁日久化热，心烦易怒，口干便秘，舌红苔黄，脉数者，加牡丹皮、栀子、夏枯草以疏肝清热。

3. 痰阻血瘀证

主症：胸痛，以胸闷痛或胀闷不适为主，头重如裹，肢体困重，痰多，口黏腻，口唇紫暗，指甲紫暗。

舌脉：舌质暗或有瘀斑、瘀点，舌底脉络迂曲、怒张、色紫暗，舌苔白腻，脉涩或弦滑。

治法：通阳散结，化痰通络。

方药：《金匮要略》瓜蒌薤白半夏汤合《时方歌括》丹参饮加味。

基本方：瓜蒌 15g，薤白 15g，法半夏 10g，厚朴 12g，枳实 12g，茯苓 15g，陈皮 12g，丹参 30g，砂仁 10g，檀香 6g，片姜黄 15g，郁金 15g。

加减：心烦躁扰，夜寐不宁，胃脘痞闷，口臭，痰黄黏，苔黄腻，为痰热壅阻，可选用小陷胸汤或黄连温胆汤加减以清热化痰、散结宽胸。

4. 寒凝血瘀证

主症：胸紧痛，或胸闷痛或不适，感寒痛甚，形寒肢冷，面色苍白。

舌脉：舌质淡暗或紫暗，苔薄白，舌面水滑，脉沉紧或弦紧。

治法：宣痹通阳，祛寒通络。

方药：《伤寒论》当归四逆汤加减。

基本方：桂枝 10g，细辛 3g，当归 15g，赤芍 15g，通草

6g，甘草 10g，薤白 15g，荜茇 6g，鸡血藤 20g。

加减：畏寒肢冷加附子、干姜，以温通心脉止痛；心痛较剧加三七、乳香、没药，以温阳散寒、理气活血；气短乏力加红参、黄芪、肉桂，以养气、促气、护气。

5. 气阴两虚、心脉瘀滞证

主症：胸部隐痛，或胸闷不适，气短，心悸，动则益甚，神疲懒言，五心烦热，口燥咽干。

舌脉：舌质暗红或淡红，少苔，脉细涩。

治法：益气养阴，活血通络。

方药:《内外伤辨惑论》生脉散合《金匮要略》当归芍药散加减。

基本方：党参 15g，麦冬 15g，五味子 10g，当归 15g，赤芍 15g，川芎 12g，茯苓 10g，泽泻 10g，白术 12g，生地黄 15g，玉竹 15g，炙甘草 10g。

加减：唇舌紫暗，胸闷刺痛，痛有定处，加三七、丹参、延胡索以活血通脉止痛；虚火上扰，心悸心烦，失眠多梦，加黄连、焦栀子、制远志以清心宁神；心肾阴虚，腰膝酸软，加熟地黄、枸杞子、女贞子以滋养心肾。

中药注射剂选择

针对胸痹心痛急症和重症，可辨证选择中药注射剂。如偏于气虚，可选用黄芪注射液；偏于血瘀，可选用丹红注射液、血栓通注射液等；偏于气阴两虚，可选用生脉注射液、参麦注射液；偏于阳虚，可选用参附注射液。

中医特色疗法

1. 针刺

包括单纯针刺治疗、温针治疗、电针治疗、针药结合治疗等。

针刺主穴：心俞、厥阴俞（背俞穴），或膻中、内关穴。

辨证施穴：气虚血瘀证，加气海、关元、足三里、太溪，健脾补肾；气滞血瘀证，加合谷、太冲，开四关、调气血；痰阻血瘀证，加中脘、下脘、丰隆、内庭，化痰活血；寒凝心脉证，加中脘、下脘、气海、关元，引气归元；气阴两虚证，加关元、气海、足三里、三阴交，补益气阴。

手法：虚补实泻。留针 30 分钟，每 10 分钟行针 1 次，隔日 1 次，14 次为 1 个疗程。

2. 艾灸

寒凝血瘀的胸痹心痛，可用艾灸治疗。取心俞、厥阴俞穴，或与气海、关元穴交替灸，每次 15 分钟，每日 1 次，30 次为 1 个疗程。

3. 穴位贴敷

用吴茱萸粉合三七粉，等分，在膻中穴进行穴位贴敷，隔日更换 1 次以通脉止痛。合并便秘者，用大黄粉在神阙穴贴敷以通便。

4. 耳穴压豆

伴不寐，取神门、交感、心、脑、肾等穴位；伴眩晕，取神门、交感、降压沟（或降压点）、肝、肾、内分泌、肾上腺等穴位交替。

5. 点穴

心绞痛发作时，点按内关、通里、极泉穴；伴心悸发作时，点按内关、神门穴。

6. 运动康复

可根据患者心脏评估结果，采用走步、多练六字诀的“呵”字以补心，或练八段锦或郭氏养心益智操、寇氏养心导引操等方法辅助康复。

二、急性冠脉综合征（卒心痛）的中医诊疗

急性冠脉综合征属于中医“卒心痛”范畴，为一种心脏急症，主要表现有：“两乳之中，鸠尾之间”即膻中部位及左胸部位突然发生疼痛，伴汗出、胸闷，持续时间较长，严重者可出现喘促、濒死感。

卒心痛包括厥心痛和真心痛，厥心痛为卒心痛轻症，真心痛为卒心痛重症。《素问·缪刺论》曰：“邪客于足少阴之络，令人卒心痛，暴胀，胸胁支满。”《灵枢·厥病》将心痛分为厥心痛及真心痛，曰：“厥心痛，与背相控，善瘛，如从后触其心……厥心痛，痛如以锥针刺其心……色苍苍如死状……卧若徒居，心痛间，动作痛益甚。”“真心痛，手足青至节，心痛甚，旦发夕死，夕发旦死。”《难经·六十难》云：“其五脏气相干，名厥心痛。其痛甚，但在心，手足青者，即名真心痛。其真心痛者，旦发夕死，夕发旦死。”

病因病机

卒心痛的病因与胸痹心痛病的病因基本相同，主要包括劳倦内伤、年老体弱、饮食不节、七情内伤、寒温失调等方面，并在此基础上病情重，变化快，随时会并发脱证、心悸、心水甚至神昏等病变。

劳累过度，耗气伤精，以致气阴、气血亏虚，气虚则血运无力，阴血亏虚则心脉涩滞，导致心脉闭阻、心脉拘挛不通而痛；年老体弱，或素体阳虚，复感寒邪，阳虚寒凝，邪滞胸中，心脉闭阻、心脉失荣而发卒心痛；饮食失节，损伤脾胃，脾失运化，聚湿生痰，阴乘阳位，胸阳失展，心脉闭阻而发病；七情损伤，情志过极，忧思恼怒，气血郁滞，血脉运行不畅而致心痛。

卒心痛多发于中老年人，其病性为本虚标实，以本虚为主。本虚可有阴、阳、气、血之不足，标实可有寒凝、气滞、血瘀、痰浊之不同，可单因为病，亦可多因综合作用致病。心主血脉，为五脏六腑之大主，劳心劳力过度，耗伤心之气血阴阳，或邪气客于手少阴之络，血脉运行受阻，五脏失养，使五脏之气猝然受损，气虚失于固摄，阴液外泄，阳随阴脱，发为脱证。气虚及阳，心、脾、肾阳气亏虚，三焦气化失常，瘀阻水停，发为心水。心主神明，若心之气血阴阳受损，心神失养，则发心悸、怔忡等变证。

诊断要点

以膻中部位或左胸膺疼痛、突然发作为特点。疼痛性质有闷痛、隐痛、灼痛等，可向左肩臂放射，也可表现为颈、牙齿或上腹部疼痛，严重者可有濒死感，喘憋，大汗出。

胸痛持续时间较长，严重者四肢厥冷，甚至神志异常。

劳累、情绪波动、气候变化、饮食劳倦等因素常诱发此病。

鉴别诊断

胃痛：疼痛部位主要在剑突下胃脘部，或伴有胸腹胀闷不适，其疼痛多在饮食后或饥饿时发作，多伴有胃脘部或闷或胀，或呃逆吞酸，或纳差，或便难等症状。查体时胃脘部可有压痛。心电图可以鉴别。

胰腺炎：疼痛部位主要在胃脘部，呈带状分布，并可向后背放射，伴恶心、呕吐，或腹胀、便秘。疼痛呈持续性加重，患者辗转反侧，或有发热、黄疸。上腹部拒按等可与卒心痛相鉴别。心电图及血清、尿淀粉酶检查可进一步明确诊断。

急救处理

在急性发作期应以消除疼痛为首要任务，积极采取措施控制心痛发作。

（1）虚寒体质：由寒凝气滞、心脉不通所致的胸痹，症见胸痛、胸闷，冠心病心绞痛见上述证候者，立即含服麝香保心丸，每次 2 丸，间隔 5 ～ 10 分钟，可重复使用。同时按压极泉、劳宫穴，并拨打急救电话等待急救车。

（2）气郁体质：由气机不畅或逆乱、心脉不通所致的胸痹，症见胸痛、胸闷，冠心病心绞痛见上述证候者，立即含服速效救心丸，轻者一次含服 4 ～ 6 粒，胸痛严重者一次含服 10 ～ 15 粒。一般含服后 5 分钟起效，舌下应有苦辣味和清心透凉感。如果 10 分钟后不缓解，可酌情再含服 4 ～ 6 粒。或含服复方丹参滴丸，每次 10 粒。同时按压极泉、劳宫穴，并等待急救车。

（3）按急性心肌梗死常规进行救治。

辨证论治

1. 气虚血瘀证

主症：胸痛，或心胸刺痛、胸部闷滞时有发作；胸痛反复发作，动则加重，乏力，短气，汗出；口唇紫暗，指甲紫暗。

舌脉：舌体胖，舌质暗淡或有瘀点、瘀斑，舌底脉络迂曲、怒张、色紫暗，舌苔薄白，脉虚无力或涩。

治法：补益心气，活血止痛。

方药：益气通脉汤（郭士魁教授经验方）加味。

基本方：黄芪 15 ～ 30g，党参 15g，黄精 15g，当归 10g，川芎 15g，赤芍 15g，郁金 15g，延胡索 15g，降香 10g（后下），丹参 15g。

加减：瘀血甚，胸痛剧烈，加莪术、三棱、地龙以增强行气活血止痛功效。

2. 气阴两虚、瘀阻心脉证

主症：胸痛不缓解，伴胸闷短气；心悸，动则益甚，烦热汗出，口燥咽干，神疲懒言。

舌脉：舌质暗红，少苔，脉细涩。

治法：益气养阴，通脉止痛。

方药:《内外伤辨惑论》生脉散合《医宗金鉴》桃红四物汤加减。

基本方：党参 15g，麦冬 15g，五味子 10g，桃仁 10g，红花

10g，当归 10g，赤芍 15g，川芎 12g，熟地黄 15g，炙甘草 10g。

加减：唇舌紫暗，胸闷刺痛，痛有定处，加三七、丹参、延胡索以活血通脉止痛；心火上扰，汗出心烦，加淡竹叶、莲子、制远志以清心宁神；心肾阴虚，腰膝酸软，加玉竹、女贞子以滋养心肾。

3. 痰瘀互阻证

主症：胸痛剧烈，如割如刺，胸闷如窒；平素嗜食肥甘厚腻，气短痰多，心悸不宁，腹胀纳呆，恶心呕吐，肢体困重；口唇紫暗，指甲紫暗。

舌脉：舌质暗或有瘀斑、瘀点，舌底脉络迂曲、怒张、色紫暗，舌苔浊腻，脉涩或弦滑。

治法：理气活血，通络止痛。

方药：《金匮要略》枳实薤白桂枝汤合《医学衷中参西录》活络效灵丹加味。

基本方：枳实 12g，薤白 15g，桂枝 9g，瓜蒌 15g，厚朴 15g，丹参 20g，当归 12g，乳香 9g，没药 9g，清半夏 12g，陈皮 10g，茯苓 15g，片姜黄 15g，郁金 12g。

加减：痰湿蕴久，化热扰心，加黄连、莲子心；痰阻中焦，恶心脘胀，加竹茹、赭石。

4. 阳虚寒凝证

主症：胸痛彻背，胸闷气短，心悸不宁，感寒痛甚，形寒肢冷，神疲乏力，面色苍白。

舌脉：舌质淡暗，苔薄白，舌面水滑，脉沉紧、迟缓或结代。

治法：祛寒活血，宣痹通阳。

方药:《伤寒论》当归四逆汤合心痛丸方（郭士魁教授经验方）加减。

基本方：桂枝 12g，细辛 3g，当归 15g，赤芍 15g，通草 10g，甘草 6g，大枣 3 枚，檀香 10g，降香 10g，丁香 6g，香附 10g，乳香 6g，三七 6g。

加减：畏寒肢冷，加附子、干姜、巴戟天以温经散寒止痛；四肢厥冷，宜用四逆汤合人参汤以温阳益气，回阳救逆。

5. 正虚阳脱证

主症：心胸绞痛，胸中憋闷，喘促不宁，神疲乏力，面色苍白，冷汗淋漓，烦躁不安，或表情淡漠，重则神志昏迷，四肢厥冷。

舌脉：舌质淡暗，苔薄白，舌面水滑，脉微欲绝。

治法：益气敛阴，温阳通脉。

方药:《医学启源》生脉散合《伤寒论》桂枝甘草龙骨牡蛎汤加减。

基本方：人参 10g，麦冬 15g，山茱萸 30g，桂枝 10g，炙甘草 9g，煅龙骨 30g（先煎），煅牡蛎 30g（先煎）。

加减：伴气虚血瘀，唇舌紫暗，胸闷刺痛，加红参、三七以补气活血，通脉止痛；伴阳虚水泛、水肿、喘促心悸，加制附子、茯苓、猪苓、泽兰、车前子以温阳利水，通利三焦。

中药注射剂选择

针对卒心痛急症和重症，偏于气阴两虚者，可选用生脉注射液、参麦注射液；偏于阳虚者，可选用参附注射液等。

中医特色疗法

1. 针灸

急刺极泉、内关、郄门、通里穴。厥脱者，加百会、印堂、合谷穴。

2. 穴位贴敷

用吴茱萸粉、三七粉等以清水加少量姜汁调，在膻中、心俞、厥阴俞穴贴敷，隔日1次。

大黄粉适量，用清水调后敷于神阙穴以化瘀通便。

3. 护理调摄要点

（1）饮食调理：饮食宜低脂、清淡、易消化，忌辛辣，忌肥甘厚腻之品。戒烟、酒，限制茶、咖啡等刺激交感神经的饮品。

（2）情志调理：避免情志刺激，避免焦虑、紧张、抑郁、恐惧等不良情绪，保持心情舒畅。

（3）保持大便通畅，避免大便秘结。

第二节　冠心病的西医诊疗要点及原则

一、稳定性冠心病

临床上，稳定性冠心病（SCAD）包括3种情况，即慢性稳定型劳力性心绞痛、缺血性心肌病和急性冠脉综合征（ACS）之后稳定期病程阶段。

慢性稳定型劳力性心绞痛是在冠状动脉固定性严重狭窄基础

上，由于心肌负荷增加引起的心肌急剧的、短暂的缺血缺氧临床综合征，通常为一过性的胸部不适，其特点为短暂的胸骨后压榨性疼痛或憋闷感（心绞痛），可由运动、情绪波动或其他应激诱发。缺血性心肌病指由于长期心肌缺血导致心肌局限性或弥漫性纤维化，从而产生心脏收缩和（或）舒张功能受损，引起心脏扩大或僵硬、慢性心力衰竭、心律失常等一系列临床表现的临床综合征。ACS 之后稳定的病程阶段，通常无症状，表现为长期、静止、无典型缺血症状的状态。

临床表现

与心肌缺血相关的胸部不适（心绞痛）的临床表现包括以下几个方面。①部位：常位于胸骨后或左前胸，范围常不局限，可波及心前区，有手掌或拳头大小，甚至横贯前胸，界限不很清楚。常放射至左肩、左臂内侧达无名指和小指，或至颈、咽或下颌部。不同患者症状发生的部位可有不同，但同一患者症状发生的部位常固定不变。胸部症状的部位游走多变，往往不是心绞痛。②性质：常呈紧缩感、绞榨感、压迫感、烧灼感、胸憋、胸闷或窒息感、沉重感，部分患者只诉胸部不适，主观感觉个体差异较大。有时被描述为颈部扼制或胸骨后灼烧感，但不像针刺或刀扎样锐痛。可伴有呼吸困难，也可伴有非特异性症状，如乏力或虚弱感、头晕、恶心、坐立不安或濒死感等。呼吸困难可能为稳定性冠心病的唯一临床表现，有时与肺部疾病引起的气短难以鉴别。胸痛发作时，患者往往被迫停止正在进行的活动，直至症状缓解。③持续时间：呈阵发性发作，大多数情况下为 3 ～ 5 分钟，很少超过 15 分钟，若症状仅持续数秒或以小时计算，则很可能与心绞痛无关。④诱发因素及缓解方式：发作与体力活动或情绪激动有关，疼痛多发生于劳累或情绪激动的当时，而不是之后，停下活动休息即可缓解，舌下含服硝酸酯类药物常可在1～3分钟内缓解。慢性稳定型劳力性心绞痛发作时，疼痛发作的诱因、次数、程度、持续时间及缓解方式一般在较长时间（3个月以上）内大致不变。

加拿大心血管病学会将劳力性心绞痛分为4级。Ⅰ级：一般体力活动（如步行和登楼）不受限，但在强、快或持续用力时发生心绞痛。Ⅱ级：一般体力活动轻度受限，快步、饭后、寒冷或刮风、精神应激或醒后数小时内发作心绞痛，一般情况下平地步行200m以上或登楼一层以上受限。Ⅲ级：一般体力活动明显受限，一般情况下平地步行200m以内，或登楼一层引起心绞痛。Ⅳ级：轻微活动或休息时即可发生心绞痛。

诊断要点

1. 病史

询问有无上述症状。

2. 体格检查

体格检查常无明显异常，心绞痛发作时可有心率增快、血压升高、表情焦虑、皮肤冷或出汗，有可能出现一过性第三、第四心音和二尖瓣关闭不全，偶闻双肺底湿啰音。体检尚能发现其他相关情况，如心脏瓣膜病、心肌病、贫血等非冠状动脉粥样硬化性疾病，也可发现高血压、肥胖、脂质代谢障碍所致的黄色瘤等危险因素，以及颈动脉杂音或周围血管病变等。

3. 实验室检查

实验室检查是评估心血管危险因素及判断预后的重要方法。了解冠心病危险因素，可查空腹血糖、血脂，必要时检查糖耐量。查血常规了解是否贫血，必要时检查甲状腺功能。胸痛较明显的患者，查血肌钙蛋白、肌酸激酶、肌红蛋白，疑似心力衰竭患者可查脑钠肽（BNP）/N 末端 B 型脑钠肽原（NT-proBNP）等。

4. 心电图检查

（1）静息心电图：对于疑诊 SCAD 的患者，应行静息心电图检查。静息心电图正常并不能排除心肌缺血，但能提供患者罹患冠心病的某些信息，如既往存在心肌梗死或复极异常等。静息心电图可作为患者病情发生变化时的心电图参照。冠心病稳定型心绞痛发作时特征性心电图异常表现为 ST-T 发生明显改变，发作后恢复至发作前水平。因心绞痛发作时心内膜下心肌更容易缺血，故常见反应为心内膜下心肌缺血的 ST 段压低（水平型或下斜型压低，≥ 0.1mV），T 波低平或倒置，ST 段改变比 T 波改变更具特异性。少数平时有 T 波持续倒置或低平的患者，发作时可变为直立（“假性正常化”）。如 T 波改变与平时心电图比较有明显差别，也有助于诊断。

（2）动态心电图：有助于发现日常活动时心肌缺血的证据和程度，对疑似伴有心律失常的 SCAD 患者建议进行动态心电图监测。

（3）心电图负荷试验：心电图负荷试验包括运动负荷试验和药物负荷试验（多巴酚丁胺、双嘧达莫或腺苷负荷试验），具有诊断意义的异常变化包括负荷运动过程中心电图 2 个以上导联 J 点后 0.06 ～ 0.08s 的 ST 段出现水平或下斜性下移≥ 0.1mV。

5. 超声检查

（1）静息经胸超声心动图：有助于了解心脏结构和功能。如检查发现部分 SCAD 患者左心功能正常，但局部心室壁活动异常，这种情况提示罹患冠心病的可能性大。该检查还有助于排除其他结构性心脏疾病，如瓣膜病、肥厚型心肌病等。

（2）颈动脉超声检查：若发现内膜中层厚度（IMT）增加和（或）存在粥样斑块，提示罹患 SCAD 的可能性增加。建议行静息经胸超声心动图检查。对未确诊动脉粥样硬化性疾病且疑似 SCAD 的患者，应考虑行颈动脉超声检查，以明确是否存在 IMT 增厚和（或）斑块形成。

6. 负荷超声心动图和核素心肌显像

静脉推注或滴注药物行负荷超声心动图和核素心肌显像，主要表现为病变冠状动脉供血区域的心室壁节段活动异常（超声心动图）或缺血区心肌放射性核素铊 ^{201} 摄取减少。

7. 胸部 X 线检查

胸痛患者应常规行胸部 X 线检查。对 SCAD 患者来说，胸部 X 线检查不能为诊断或危险分层提供特征性信息，但对某些可疑心力衰竭患者的评估是有意义的。另外，该检查有助于鉴别诊断肺部疾病。

8. 冠状动脉 CT 血管成像

该检查有较高的阴性预测价值，敏感度为 95% ～ 99%。若检查未见狭窄病变，一般可不进行有创性检查。对于疑诊的 SCAD 患者，该检查的诊断价值较大。该检查的特异性较低，对狭窄部位，病变程度的判断仍有一定局限性，当存在明显钙化病变时，会影响狭窄程度的判断，而冠状动脉钙化在冠心病患者中相对常见。因此，该检查对冠状动脉狭窄程度的显示仅能作为参考。有碘对比剂过敏，严重心、肾功能不全的患者，未经治疗的甲状腺功能亢进及妊娠期妇女禁行该检查。有哮喘、高敏体质、频发期前收缩或心房颤动的患者慎行该检查。

9. 冠状动脉造影术

对无法进行负荷影像学检查、左室射血分数（LVEF）< 50% 且有典型心绞痛症状的患者，或从事特殊行业（如飞行员）的患者，该检查在 SCAD 的确诊或排除中有较高价值。经无创性检查危险分层后，若需确定是否需行血运重建治疗，则应行该检查。对高验前概率伴有典型性胸痛，或临床证据提示不良事件风险高的患者，可不进行无创性检查，直接行该检查以确立血运重建策略。检查发现心外膜下冠状动脉直径狭窄超过 50%，且患者有典型心绞痛症状或无创性检查显示患者有心肌缺血证据，可诊断为冠心病。

10. 血管内超声

一种血管内的成像方式，可提供分辨率约为 100μm、成像深度约为 7mm 的血管横截面结构图像，以表征病变形态、量化斑块负荷、指导器械尺寸选择、评估器械植入以及识别并发症，但无法显示与斑块易损性相关的微观特征，通常不作为首选的检查方法。

11. 光学相干断层成像

作为继血管内超声后出现的一种新的冠状动脉内成像技术，光学相干断层成像技术是一种应用近红外光干涉的成像技术，其原理是通过使用干涉仪记录不同成分及不同深度生物组织的反射光，由计算机构建出能够让人简易识别的图像。

12. 血流储备分数

血流储备分数是指在冠状动脉存在狭窄时，可以获得的最大血流灌注与正常状态下血管所能获得的最大血流量之比。冠状动脉造影等可明确 SCAD 患者的斑块、狭窄等情况，但其仅能对病变处的狭窄程度做出影像学判断，不能评价狭窄与心肌缺血之间的关系。血流储备分数测定（FFR）可以判断狭窄对远端血流的影响，即功能性评价狭窄病变对心肌缺血的影响，从而为患者是否进行冠状动脉介入（PCI）治疗提供生理学上的精准指导。

治疗方案及原则

1. 一般防治

（1）控制易患因素，避免各种诱发因素，如避免进食过饱（尤其是饱餐后运动），戒烟，限酒，避免过度劳累，减轻精神负担，保持充足睡眠，避免感染，避免输液量过多或输液速度过快等。

（2）治疗可导致或加重心绞痛的疾病。

2. 药物治疗

（1）缓解症状、改善缺血的药物：目前缓解症状及改善缺血的药物主要包括 3 类，即硝酸酯类药物、β 受体阻滞剂和钙通道阻滞剂。

硝酸酯类药物：硝酸酯类药物通过扩张冠状动脉侧支循环，增加冠状动脉血流量以及增加静脉容量，减少回心血量，降低心室前负荷，减少心肌需氧和改善心肌灌注，从而改善心绞痛症状。心绞痛发作时，可舌下含服硝酸甘油 0.3 ～ 0.6mg，每 5 分钟含服 1 次直至症状缓解，15 分钟内含服最大剂量不超过 1.2mg；

也可以舌下含服硝酸异山梨酯 5 ～ 10mg。口服长效硝酸酯类药物用于降低心绞痛发作频率和程度，并可能提高运动耐量。长期口服的硝酸酯类药物包括硝酸异山梨酯 5 ～ 20mg/ 次，3 次 / 日；单硝酸异山梨酯 20 ～ 40mg/ 次，2 次 / 日。每日用药时应注意给予足够的无药间期（8 ～ 10 小时），以减少耐药性的发生。

β 受体阻滞剂：只要无禁忌证，β 受体阻滞剂应作为冠心病稳定型心绞痛患者的初始治疗药物。β 受体阻滞剂通过抑制心脏 β 肾上腺素能受体，减慢心率、减弱心肌收缩力、降低血压以减少心肌耗氧量，还可通过延长舒张期以增加缺血心肌灌注，因而可减少心绞痛发作和提高运动耐量。β 受体阻滞剂常用药物包括酒石酸美托洛尔片 25 ～ 100mg/ 次，2 次 / 日；琥珀酸美托洛尔缓释片 47.5 ～ 190mg/ 次，1 次 / 日；富马酸比索洛尔片 5 ～ 10mg/ 次，1 次 / 日；兼有 α 与 β 受体阻滞作用的卡维地洛片 25 ～ 50mg/ 次，每日 1 ～ 2 次。心率控制目标为清醒静息时心率不低于 50 次 /min。

钙通道阻滞剂：通过改善冠状动脉血流和减少心肌耗氧量以发挥缓解心绞痛作用。包括二氢吡啶类和非二氢吡啶类，它们共同的药理特性为选择性抑制血管平滑肌、使心肌 L 通道开放。二氢吡啶类药物对血管的选择性更佳，常用药物包括硝苯地平、非洛地平等。硝苯地平缓释制剂 20 ～ 40mg/ 次，2 次 / 日，或控释剂 30mg/ 次，1 次 / 日；非洛地平 5 ～ 10mg/ 次，1 次 / 日。非二氢吡啶类药物可减慢心率，包括维拉帕米、地尔硫䓬，维拉帕米 40 ～ 80mg/ 次，3 次 / 日，或缓释剂 240mg/ 次，1 次 / 日；地尔硫䓬 30 ～ 60mg/ 次，3 次 / 日，或缓释制剂 90mg/ 次，1 次 / 日。地尔硫䓬治疗劳力性心绞痛的不良反应较维拉帕米小。

心力衰竭患者应避免使用非二氢吡啶类以及短效二氢吡啶类钙通道阻滞剂，因它们可使心功能恶化，增加死亡率。当心力衰竭患者伴有严重心绞痛，其他药物不能控制而需应用钙通道阻滞剂时，可选择安全性较好的非洛地平。

若 β 受体阻滞剂禁忌或不能耐受，可选硝苯地平或非洛地平，无左心室收缩功能下降者必要时可选用地尔硫䓬，或选择长效硝酸酯类药物；若 β 受体阻滞剂达到最大耐受剂量效果仍不理想，可选用钙通道阻滞剂与长效硝酸酯类药物联合使用。轻度心绞痛患者，可选用 β 受体阻滞剂或硝酸酯类药物；严重心绞痛患者，必要时加用除短效二氢吡啶类以外的钙通道阻滞剂。

其他药物：①曲美他嗪：通过调节心肌能量底物，提高葡萄糖有氧氧化比例，改善心肌对缺血的耐受性及左心功能，缓解心绞痛。可与 β 受体阻滞剂等抗心肌缺血药物联用。对于 SCAD 患者，曲美他嗪可作为二线用药。②尼可地尔：为烟酰胺的硝酸盐衍生物，可用于心绞痛的预防和长期治疗。可扩张冠状动脉血管，刺激血管平滑肌上 ATP 敏感性钾离子通道。长期使用可稳定冠状动脉斑块。可用于治疗微血管性心绞痛。当使用 β 受体阻滞剂禁忌、效果不佳或出现不良反应时，可使用尼可地尔缓解症状。③伊伐布雷定：通过选择性抑制窦房结起搏电流达到减慢心率的作用，从而延长心脏舒张期，改善冠状动脉灌注、降低心肌氧耗，对心肌收缩力和血压无影响。在慢性稳定型心绞痛患者中，如不能耐受 β 受体阻滞剂或 β 受体阻滞剂效果不佳时，窦性心律且心率＞ 60 次 /min 的患者可选用此药物。

（2）改善预后的药物：主要包括抗血小板药物、他汀类等降胆固醇药物、β 受体阻滞剂和血管紧张素转换酶抑制剂（ACEI）或血管紧张素Ⅱ受体阻滞剂（ARB）。

抗血小板药物：阿司匹林可降低心肌梗死、脑卒中或心血管死亡的风险。冠心病稳定型心绞痛患者，若无阿司匹林禁忌证，推荐长期口服阿司匹林 75 ～ 100mg，1 次 / 日。接受经皮冠状动脉介入（PCI）治疗的患者，建议给予双联抗血小板药物治疗，即在口服阿司匹林基础上合用 P2Y12 受体拮抗剂 6 个月。PCI 或 ACS 后病情稳定的冠心病稳定型心绞痛患者，可根据临床危险因素或风险评分评价缺血和出血风险，如存在较高缺血和（或）出血风险，可考虑延长或缩短双联抗血小板药物治疗疗程。既往 1 ～ 3 年内有心肌梗死病史的缺血高危患者，也可考虑采用阿司匹林联合替格瑞洛（60mg，2 次 / 日）长期治疗。因存在禁忌证或不能耐受而不能服用阿司匹林者，可用氯吡格雷（75mg/ 日）替代。

降胆固醇类药物：包括他汀类药物、依折麦布等。只要无禁忌证，无论血脂水平如何，冠心病稳定型心绞痛患者均应给予他汀类药物治疗。他汀类药物能有效降低总胆固醇和低密度脂蛋白胆固醇，并可减少心血管事件的发生。

ACEI 或 ARB：SCAD 患者，尤其是合并高血压、LVEF ≤ 40%、糖尿病或慢性肾病的高危患者，只要无禁忌证，均可考虑使用 ACEI 或 ARB。合并糖尿病、心力衰竭或左心室收缩功能不全的高危患者从 ACEI 或 ARB 制剂获益大，对于糖尿病或慢性肾病的高危患者，只要无禁忌证，均可考虑使用 ACEI 或 ARB。大多数慢性冠心病稳定型心绞痛患者能得益于 ACEI 的长期治疗。若无禁忌证，冠心病患者应长期服用 ACEI。具有适应证但不能耐受 ACEI 治疗的患者，可用 ARB 类药物替代。

3. 血运重建治疗

对冠心病稳定型心绞痛患者，进行血运重建治疗应重视个体化评估并严格掌握适应证。对强化药物治疗下仍有缺血症状及存在较大范围心肌缺血证据的 SCAD 患者，如预判选择 PCI 治疗或冠状动脉旁路移植术（CABG）治疗的潜在获益大于风险，可结合 FFR 等功能性评价技术评估病变特点，选择相应的治疗策略。PCI 可以作为某些患者再次手术缓解症状的替代疗法。

4. 心脏康复治疗

协助制订个体化康复方案，包括体重管理、心理调适和运动处方等。

二、不稳定型心绞痛和非 ST 段抬高型心肌梗死

不稳定型心绞痛和非 ST 段抬高型心肌梗死合称为非 ST 段抬高型急性冠脉综合征（NSTE–ACS），是一大类包含不同临床特征、临床危险性及预后的临床综合征。它们有共同的病理机制，包括冠状动脉硬化斑块破裂、血栓形成，并导致病变血管不同程度地阻塞。根据心电图有无 ST 段持续性抬高，可分为 ST 段抬高型和非 ST 段抬高型两大类，前者主要为 ST 段抬高型心肌梗死（大多数为 Q 波心肌梗死，少数为非 Q 波心肌梗死），后者包括不稳定型心绞痛和非 ST 段抬高型心肌梗死。非 ST 段抬高型心肌梗死大多数为非 Q 波心肌梗死，下面介绍 NSTE–ACS 中的不稳定型心绞痛和非 ST 段抬高型心肌梗死两部分。

临床表现

1. 不稳定型心绞痛的临床表现

（1）静息型心绞痛：心绞痛发作在休息时，并且持续时间通常在 20 分钟内。

（2）初发劳力性心绞痛：1 个月内新发心绞痛，可表现为自发性发作与劳力性发作并存。

（3）劳力性心绞痛恶化：既往有心绞痛病史，近 1 个月内心绞痛加重，发作次数频繁，时间延长或疼痛阈值降低。

（4）变异型心绞痛：不稳定型心绞痛的一种，通常是自发性的，多发生于夜间。其特点是心电图可有一过性 ST 段抬高，多数可自行缓解，不演变为心肌梗死，或少数不稳定型心绞痛可发展为非 ST 段抬高型心肌梗死或 ST 段抬高型心肌梗死。

2. 非 ST 段抬高型心肌梗死的临床表现

与不稳定型心绞痛相似，但症状更严重，持续时间更长。

诊断要点

症状：有上述典型的心绞痛症状。

体格检查：大部分不稳定型心绞痛和非 ST 段抬高型心肌梗死可无明显体征。高危患者心肌缺血引起的心功能不全可有新出现的肺部湿啰音或原有啰音增加，出现第三心音、第四心音、心动过缓或心动过速，也可出现乳头肌供血不全所致的二尖瓣关闭不全的一过性收缩期杂音等体征。

心电图：特征性心电图异常包括心绞痛症状出现时的 ST 段下移、一过性 ST 段抬高和 T 波改变。如果心电图正常而患者胸痛持续，应在 15 ～ 30 分钟内复查，尤其注意及时记录胸痛发作时的心电图变化。如果怀疑患者有进行性缺血，而常规 12 导联心电图无法明确诊断时，建议加做右胸及后壁导联心电图。ST 段下移的导联数和幅度与心肌缺血的范围相关，缺血范围越大，风险越高。如果 ST 段压低伴短暂抬高，也提示风险较高。

心肌损伤标志物：肌钙蛋白（cTn）是 NSTE–ACS 最敏感和最特异的心肌损伤生物标志物，也是诊断和危险分层的重要依据之一。所有疑似 NSTE–ACS 患者均应在症状发作后 3 ～ 6 小时内检测肌钙蛋白 I（cTnI）和肌钙蛋白 T（cTnT）。cTn 至少有 1 次超过第 99 百分位正常参考值上限，被认为是 cTn 升高。与标准 cTn 检测相比，高敏肌钙蛋白（hs–cTn）检测可更早发现心肌梗死，减少肌钙蛋白盲区。hs–cTn 可作为心肌细胞损伤的量化指标，即 hs–cTn 水平越高，心肌梗死的可能性越大，死亡风险越大。

超声心动图：可评价左心室功能，同时明确有无节段性室壁活动异常，有助于对急性胸痛患者进行鉴别诊断和危险分层。心绞痛患者在心绞痛发作、局部心肌缺血时，可能出现一过性、可逆的节段性室壁运动异常。

冠状动脉造影：仍是诊断冠心病的重要手段，可以直接显示冠状动脉狭窄程度，对决定治疗策略有重要意义。

风险评估

1. 缺血风险评估

缺血风险评估的目的是判断患者短期和长期发生死亡和非

致死性心肌梗死的风险。由于NSTE-ACS患者的临床表现轻重不一，预后差异极大，应进行早期缺血风险评估，明确诊断和识别高危患者，采取针对性治疗策略，对减少心血管不良事件的发生、改善临床预后有重要意义。对NSTE-ACS缺血风险评估，目前常用工具包括全球急性冠状动脉事件注册（GRACE）风险评分、心肌梗死溶栓治疗临床试验（TIMI）风险评分和心电监测。

（1）GRACE风险评分：对入院和出院提供了准确的风险评估。此风险计算的参数包括年龄、收缩压、脉率、血清肌酐、就诊时的Killip分级、入院时心脏停搏、心肌损伤生物标志物升高和ST段变化。在GRACE评分基础上，GRACE 2.0风险计算器可直接评估住院、6个月、1年和3年的病死率，同时还能提供1年死亡或心肌梗死的联合风险。临床上，广泛应用的GRACE评分将NSTE-ACS根据危险分层分为高危（＞140分）、中危（109～140分）和低危（＜108分），并依此选择相应治疗策略。

（2）TIMI风险评分：包括7项指标，即年龄≥65岁、≥3个冠心病危险因素（高血压、糖尿病、早发冠心病家族史、高脂血症、吸烟）、已知冠心病（冠状动脉狭窄≥50%）、过去7天内服用阿司匹林、严重心绞痛（24小时内发作≥2次）、ST段偏移≥0.5 mm、心肌损伤标志物增高，每项1分。TIMI风险评分，低危：0～2分；中危：3～4分；高危：5～7分。TIMI风险评分使用简单，但其识别精度不如GRACE风险评分。

（3）心电监测：恶性室性心律失常是导致NSTE-ACS患者早期死亡的重要原因。早期血运重建治疗，以及使用抗栓

药物和 β 受体阻滞剂，可明显降低恶性室性心律失常的发生率（＜ 3%），而多数心律失常事件发生在症状发作后的 12 小时之内。建议持续心电监测，直到明确诊断或排除 NSTEMI，并酌情将 NSTEMI 患者收入监护病房。对心律失常风险为低危的 NSTEMI 患者，行 24 小时心电监测或 PCI 治疗；对心律失常风险为中至高危的 NSTEMI 患者，心电监测＞ 24 小时。心律失常风险中至高危包括以下情况：血流动力学不稳定、严重心律失常、LVEF ＜ 40%、再灌注治疗失败，以及合并介入治疗并发症。

2. 出血风险评估

对 NSTE–ACS 的出血风险评估一般采用 CRUSADE 评分和 ACUITY 评分。

（1）CRUSADE 评分：考虑患者基线特征（即女性、糖尿病、周围血管疾病史或卒中史），入院时的临床参数（即心率、收缩压和心力衰竭体征）和入院时实验室检查结果（即血细胞比容、校正后的肌酐清除率），评估患者在住院期间发生严重出血事件的可能性。

（2）ACUITY 评分：包括 6 项独立的基线预测因素（即女性、高龄、血清肌酐升高、白细胞计数、贫血、NSTEMI 或 STEMI 表现）和 1 项与治疗相关的参数［使用普通肝素和血小板糖蛋白Ⅱb/ Ⅲa 受体拮抗剂（GPI）］，该风险评分能够评估 30 天非冠状动脉旁路移植术（CABG）相关的严重出血风险增高和后续 1 年的病死率。

治疗方案及原则

（一）一般治疗

卧床休息，建立静脉通道，保持给药途径通畅，密切观察心律、心率、血压和心功能变化。对于NSTE-ACS合并动脉血氧饱和度＜90%、呼吸窘迫或其他低氧血症的高危患者，给予辅助氧疗。如无禁忌证，在给予最大耐受剂量抗心肌缺血药物之后仍有持续缺血性胸痛的NSTE-ACS患者，可静脉注射吗啡2～4mg，必要时5～10分钟后重复，以减轻患者交感神经过度兴奋和濒死感。需注意吗啡可引起低血压和呼吸功能抑制的不良反应。

（二）药物治疗

1. 抗缺血药物

（1）硝酸酯类药物：降低心肌需氧，同时增加心肌供氧，对缓解心肌缺血有帮助。心绞痛发作时，可舌下含服硝酸甘油，每次0.5mg，必要时每隔5分钟含服1次。在保证血压稳定的情况下，可以连用3次，或使用硝酸甘油喷雾剂，也可静脉滴注硝酸甘油。

（2）β受体阻滞剂：通过负性肌力和负性频率作用，降低心肌需氧量和增加冠状动脉灌注时间。如无禁忌证，尽早使用β受体阻滞剂，控制静息目标心率为50～60次/min，并长期维持。对于高危患者，可早期静脉注射美托洛尔，随后长期口服美托洛尔，口服剂量可逐渐增加至200mg/d。对于中、低危患者，可直接口服 β 受体阻滞剂，推荐使用具有 β1 选择性的药物美托洛尔和比索洛尔，并长期使用。β 受体阻滞剂的禁忌证包括未控制的心力衰竭、低心排综合征、进行性心源性休克、支气管哮喘等。如怀疑冠状动脉痉挛或可卡因诱发的胸痛患者也应避免使用。

（3）钙通道阻滞剂：具有扩张冠状动脉、增加冠状动脉血流量的作用，可用于冠状动脉痉挛造成的 NSTE–ACS。已使用足量硝酸酯类和 β 受体阻滞剂的患者，或不能耐受硝酸酯类和 β 受体阻滞剂的患者，或变异型心绞痛的患者，可以使用钙离子通道阻滞剂。对应用 β 受体阻滞剂和硝酸酯类药物后仍存在心绞痛症状或难以控制的高血压患者，可加用长效二氢吡啶类 CCB。短效硝苯地平可导致剂量相关的冠状动脉疾病死亡率增加，不建议常规使用，但可用于变异型心绞痛发作时快速缓解症状和改善心肌缺血。非二氢吡啶类 CCB（如地尔硫䓬）具有负性变时、负性变力和负性传导作用，可用于变异型心绞痛，预防心绞痛复发、持续或反复缺血发作并且存在 β 受体阻滞剂禁忌证的 NSTE–ACS 患者，但需除外左心室功能障碍、心源性休克、PR 间期＞ 0.24s 或二度、三度房室传导阻滞而未植入心脏起搏器的患者。

（4）尼可地尔：兼有 ATP 依赖的钾通道开放作用及硝酸酯样作用，可用于不能耐受硝酸酯类的 NSTE–ACS 患者。

（5）肾素 – 血管紧张素 – 醛固酮系统抑制剂：①对于所有 LVEF ＜ 40%，以及高血压、糖尿病或稳定的慢性肾脏病（CKD）患者，如无禁忌证，应长期使用 ACEI。ACEI 通过阻断肾素 – 血管紧张素系统发挥心血管保护作用。②对 ACEI 不耐受的患者可用ARB替代，不推荐联合使用ACEI和ARB。③对于心肌梗死已接受足量ACEI和β受体阻滞剂且合并LVEF＜40%、糖尿病或心力衰竭的患者，如无高钾血症和肾功能不全，可联合使用醛固酮受体拮抗剂。

2. 抗血小板药物

（1）阿司匹林：是抗血小板治疗的基石，如无禁忌证，所有患者均应长期口服阿司匹林，首剂负荷量300mg，维持剂量75～100mg/d。

（2）P2Y12受体抑制剂：一旦诊断NSTE-ACS，应尽快用药。除非有极高出血风险等禁忌证，应在阿司匹林基础上联合应用1种抑制剂，并维持至少12个月。可供选择的药物包括氯吡格雷（负荷剂量300～600mg，维持剂量75mg/d）或替格瑞洛（负荷剂量180mg，维持剂量90mg/次，2次/日）。

（3）血小板膜糖蛋白（GP）Ⅱb/Ⅲa受体拮抗剂（GPI）：对拟行PCI的NSTE-ACS患者，如预先未接受足够的氯吡格雷或替格瑞洛，术时可使用GPI。术后需根据患者出血危险分层选择不同的维持剂量，严密监测血常规。

3. 抗凝药物

为抑制凝血酶的生成和（或）活化，减少血栓相关的事件发生，抗凝联合抗血小板治疗比任何单一治疗更有效。临床使用的抗凝药物包括普通肝素、低分子肝素、磺达肝癸钠和比伐芦定，其中普通肝素和低分子肝素在临床常用。

4. 调脂药物

临床常用调脂药物有他汀类药物、依折麦布、前蛋白转化酶枯草杆菌蛋白酶9型（PCSK9）抑制剂等。他汀类药物能有效降低总胆固醇和低密度脂蛋白胆固醇（LDL–C），延缓斑块进展，使斑块稳定，降低心血管事件和病死率。对于 NSTE–ACS 患者，只要无禁忌证，无论血脂水平如何，均应尽早启动他汀治疗，并长期维持。依折麦布抑制肠道内胆固醇的吸收，在他汀治疗基础上加用依折麦布能够进一步降低 LDL–C，减少心血管事件。对于已接受中等剂量他汀治疗但 LDL–C ≥ 1.8mmol/L 的患者，可联合使用依折麦布 10mg/d。PCSK9 可明显降低 LDL–C 的水平，减少斑块体积，改善动脉粥样硬化，并且减少动脉粥样硬化性心血管疾病事件的发生。对于 NSTE–ACS 患者，不建议短期内突击使用高强度大剂量他汀治疗或一次性 PCSK9 注射。对于接受中等强度剂量他汀（加或不加依折麦布），两药联合治疗后 LDL–C ≥ 1.8 mmol/L 的患者，不能耐受他汀的患者，应考虑 PCSK9 治疗，将 LDL–C 降低幅度＞ 50%，LDL–C 目标为＜ 1.4mmol/L（＜ 55mg/dL）。

（三）血运重建治疗

冠状动脉血运重建治疗（包括 PCI 或 CABG），选择具体治疗策略时应根据患者风险分层，与包含心内科、心外科在内的心脏中心团队的临床医师共同决策，选择最适合患者的优化方案。与 STEMI 患者需尽早进行再灌注治疗不同的是，NSTE–ACS 患者应根据危险分层采用保守或血运重建治疗，目的是治疗反复发作的心肌缺血，以防进展为心肌梗死或猝死。患者具有下列高危因素者，应该早期进行冠状动脉血运重建治疗。

（1）尽管已采取强化抗缺血治疗，但是仍有静息或低活动量时的复发性心绞痛或心肌缺血。

（2）cTnT 或 cTnI 明显升高。

（3）新出现的 ST 段下移。

（4）复发性心绞痛或心肌缺血，伴有与缺血有关的心力衰竭症状、肺水肿、肺部湿啰音增多或恶化的二尖瓣关闭不全。

（5）血流动力学不稳定。

（四）心脏康复治疗

协助制订定个体化康复方案，包括体重管理、心理调适和运动处方等。

三、急性 ST 段抬高型心肌梗死

急性 ST 段抬高型心肌梗死（STEMI）是冠心病的严重类型，是致死致残的主要原因，是在冠状动脉病变的基础上，发生冠状动脉血供急剧减少或中断，使相应的心肌严重而持久地急性缺血，导致心肌坏死，多由于冠状动脉粥样硬化斑块破裂、血栓形成，导致病变血管完全阻塞所致。心电图有 ST 段持续抬高，大多为 Q 波型的心肌梗死。

心肌梗死是指急性心肌损伤［血清心脏肌钙蛋白（cTn）增高和（或）回落，且至少 1 次高于正常值上限（参考值上限的 99 百分位值）］，同时有急性心肌缺血的临床证据，包括：①急性心肌缺血症状；②新的缺血性心电图改变；③新发病理性 Q 波；④新的存活心肌消失或室壁节段运动异常的影像学证据；⑤冠状动脉造影或腔内影像学检查或尸检证实冠状动脉血栓。

STEMI 的诊断应及时准确，治疗以血运重建（包括溶栓和急诊经皮冠状动脉介入治疗）为主，目标是尽快开通闭塞的冠状动脉，尤其是对于合并心源性休克或心力衰竭的重症 STEMI 患者。

临床表现

临床症状：疼痛常是最先出现的症状，STEMI 典型的缺血性胸痛为胸骨后或心前区剧烈的压榨性疼痛，通常超过 10 分钟甚至长达数小时，可向左上臂、下颌、颈部、背部或肩部放射，常伴有恶心、呕吐、大汗、呼吸困难、烦躁不安、恐惧或濒死感等，也可有发热等全身症状，部分患者可发生晕厥，诱因多不明显，常于安静时发生，程度较重，含服硝酸甘油不能完全缓解。少数患者无疼痛，一开始即表现为休克或急性心力衰竭。

体格检查：密切观察患者的生命体征，观察患者的一般状态，有无皮肤湿冷、面色苍白、烦躁不安、颈静脉怒张等；听诊有无肺部啰音、心律失常、心脏杂音和奔马律；评估神经系统体征。可采用 Killip 心功能分级法评估心功能（表 1–1）。

表 1–1　Killip 心功能分级法

分级	症状与体征
Ⅰ级	无明显的心力衰竭
Ⅱ级	有左心衰竭，肺部湿啰音＜ 50% 肺野，奔马律，窦性心动过速或其他心律失常，静脉压升高，X 线胸片有肺淤血的表现
Ⅲ级	肺部湿啰音＞ 50% 肺野，可出现急性肺水肿
Ⅳ级	心源性休克，有不同阶段和程度的血流动力学障碍

诊断要点

病史和症状：冠心病的危险因素及既往病史有助于诊断，采集的内容包括冠心病病史（心绞痛、心肌梗死、CABG或PCI治疗史）、高血压病、糖尿病、外周血管疾病、脑血管疾病（缺血性卒中、颅内出血或蛛网膜下腔出血）、高脂血症及吸烟史等。此外，还应记录早发冠心病家族史、消化道系统疾病（包括消化性溃疡、大出血、不明原因贫血或黑便）、出血性疾病、外科手术或拔牙史，以及药物治疗史（他汀类药物及降压药物、抗血小板、抗凝和溶栓药物应用史等）。有上述典型的STEMI缺血性胸痛症状，要注意与急性肺动脉栓塞、急性主动脉夹层、心包炎及急性胸膜炎等引起的胸痛相鉴别。

体格检查：心脏浊音界可正常或轻度至中度增大，心率多增快，少数减慢，可有各种心律失常，心尖区第一心音减弱，可出现第四心音奔马律，少数有第三心音奔马律。二尖瓣乳头肌功能失调或断裂的患者可出现心尖部粗糙的收缩期杂音或伴收缩中晚期喀喇音。早期血压可增高，多数患者血压降低，甚至出现休克。合并心力衰竭的患者可有肺部新出现的啰音或原有啰音增多。

心电图：对疑似STEMI的胸痛患者，应在首次医疗接触（FMC）后10分钟内记录12导联心电图，推荐记录18导联心电图，尤其是下壁心肌梗死需加做V_3R～V_5R和V_7～V_9导联。STEMI的特征性心电图表现为ST段弓背向上型抬高（呈单相曲线）伴或不伴病理性Q波、R波减低（正后壁心肌梗死时），ST

段变化可以不明显，常伴对应导联镜像性 ST 段压低。但 STEMI 早期多不出现这种特征性改变，而表现为超急性 T 波（异常高大且两支不对称）改变和（或）ST 段斜直型抬高，并发展为 ST–T 融合，伴对应导联的镜像性 ST 段压低。对有持续性胸痛症状但首份心电图不能明确诊断的患者，需在 15 ～ 30 分钟内复查心电图，对症状发生变化的患者随时复查心电图，与既往心电图进行比较有助于诊断。建议尽早开始心电监测，以发现恶性心律失常。

心肌损伤标志物：对于症状和心电图能够明确诊断 STEMI 的患者，不需等待心肌损伤标志物和（或）影像学检查结果，应尽早给予再灌注及其他相关治疗。推荐急性期常规检测心肌损伤标志物水平，优选 cTn，但不应因此延迟再灌注治疗，宜动态观察心肌损伤标志物的演变。

超声心动图：超声心动图等影像学检查有助于急性胸痛患者的鉴别诊断和危险分层，可在缺血损伤数分钟内发现节段性室壁运动障碍，有助于心肌梗死的早期诊断，对疑似主动脉夹层、心包炎和肺动脉栓塞等疾病具有特殊诊断价值。

鉴别诊断

STEMI 应与主动脉夹层、急性心包炎、急性肺动脉栓塞、气胸和消化道疾病（如反流性食管炎）等引起的胸痛相鉴别。

主动脉夹层：向背部放射的严重撕裂样疼痛、伴有呼吸困难或晕厥的患者，无论心电图是否为典型的 STEMI 表现，均应警惕主动脉夹层，必须在排除主动脉夹层（尤其是 A 型主动脉夹层）后方可启动抗栓治疗。

急性心包炎：急性心包炎表现为发热、胸膜刺激性疼痛，向肩部放射，前倾坐位时减轻，部分患者可闻及心包摩擦音，心电图表现为 PR 段压低，ST 段呈弓背向下型抬高，无对应导联镜像性改变。

肺栓塞：肺栓塞常表现为呼吸困难、血压降低和低氧血症，心电图有 $S_{I}Q_{III}T_{III}$表现，血凝指标 D- 二聚体升高。

气胸：气胸可以表现为急性呼吸困难、胸痛和患侧呼吸音减弱，胸部 X 线检查可以确诊。

消化系统疾病：反流性食管炎、消化性溃疡可有胸部或上腹部疼痛，有时向后背放射，消化道溃疡还可伴晕厥、呕血或黑便。急性胆囊炎可有类似 STEMI 的症状，但有右上腹触痛。这些疾病均不出现 STEMI 的心电图特征和演变规律。

危险分层

危险分层是一个连续的过程。有以下临床情况应判断为高危 STEMI：①高龄：尤其是老年女性；②有严重的基础疾病：如糖尿病、心功能不全、肾功能不全、脑血管病、既往心肌梗死或心房颤动等；③重要脏器出血病史：脑出血或消化道出血等；④大面积心肌梗死：广泛前壁心肌梗死、下壁合并右心室和（或）正后壁心肌梗死、反复心肌梗死；⑤合并严重并发症：恶性心律失常［室性心动过速（VT）或心室颤动（VF）］、急性心力衰竭、心源性休克和机械并发症等；⑥院外心脏停搏。

建议进行缺血风险和出血风险评估。

治疗方案及原则

STEMI 的治疗原则是尽快恢复心肌的血液灌注（到达医院30分钟内开始溶栓或90分钟内开始介入治疗）以挽救濒死的心肌，防止梗死扩大或缩小缺血范围，保护和维持心脏功能，及时处理严重心律失常、泵衰竭和各种并发症，防止猝死。

1. 一般治疗和药物治疗

（1）生命体征监测及复苏：所有 STEMI 患者应立即监测心电、血压和血氧饱和度，观察生命体征，及时发现恶性心律失常等并发症。应尽量使用兼有除颤功能的心电监测仪。

（2）建立静脉通道：保持给药途径畅通。

（3）卧床休息和吸氧：可降低心肌耗氧量，减少心肌损害。对血流动力学稳定且无并发症的患者，卧床休息1～3日，病情不稳定及高危患者，卧床时间应适当延长。高氧状态会导致或加重未合并低氧血症的 STEMI 患者的心肌损伤。动脉血氧饱和度（SaO_2）> 90% 的患者不推荐常规吸氧。当患者合并低氧血症，且 $SaO_2 < 90\%$ 或 $PaO_2 < 60mmHg$ 时，应吸氧。

（4）缓解疼痛、呼吸困难和焦虑：疼痛会引起交感神经系统激活，从而导致血管收缩和心脏负荷增加。STEMI 伴剧烈胸痛患者可考虑静脉给予阿片类药物缓解疼痛（如静脉注射吗啡3mg，必要时每隔5分钟重复1次，总量不宜超过15mg）。但吗啡起效慢，可引起低血压和呼吸抑制，并降低 P2Y12 受体抑制剂（如氯吡格雷和替格瑞洛）的抗血小板作用。STEMI 患者常常处于焦虑状态，对于严重焦虑者可考虑给予中效镇静剂。

（5）硝酸酯类药物：STEMI 急性期持续剧烈胸痛、高血压和心力衰竭的患者，如无低血压、右心室梗死或在发病 48 小时内使用过 5 型磷酸二酯酶抑制剂的情况，可考虑静脉使用硝酸酯类药物。如患者收缩压＜ 90mmHg 或较基础血压降低＞ 30%、疑诊右心室梗死的 STEMI 患者不应使用硝酸酯类药物。

（6）抗血小板药物：无禁忌证者即服水溶性阿司匹林或嚼服肠溶阿司匹林 300mg，每日 1 次，3 日后改为 100mg/d 长期服用；氯吡格雷初始剂量为 300 ～ 600mg，以后剂量为 75mg/d 维持。

（7）抗凝治疗：肝素（或低分子肝素）可常规使用或与溶栓药物联合应用。出血高危患者也可使用磺达肝癸钠。发病 12 小时内未行再灌注治疗或发病＞ 12 小时的患者，需尽快给予抗凝治疗，直到冠状动脉血运重建或出院为止。磺达肝癸钠有利于降低死亡率和再梗死的风险，而不增加出血并发症的风险。

（8）β 受体阻滞剂：无禁忌证者常规使用。β 受体阻滞剂有利于缩小心肌梗死面积，减少复发性心肌缺血、再梗死、心室颤动及其他恶性心律失常，对降低急性期病死率有肯定的疗效。无禁忌证的 STEMI 患者应在发病后 24 小时内开始口服 β 受体阻滞剂。建议口服美托洛尔，从小剂量开始，逐渐加量。若患者耐受良好，2 ～ 3 日后可换用相应剂量的长效缓释剂。

（9）ACEI 或 ARB：ACEI/ARB 通过影响心肌重塑、减轻心室过度扩张而减少心力衰竭的发生，降低死亡率。ACEI 适用于前壁 STEMI、伴肺淤血、LVEF ＜ 40% 的患者，不能耐受者可使用 ARB 替代。在 STEMI 最初 24 小时内，对有心力衰竭证据、左心室收缩功能不全、糖尿病、前壁心肌梗死，但无低血压（收缩压＜ 90mmHg）或明确禁忌证者，应尽早口服 ACEI；对非前壁心肌梗死、低危（LVEF 正常、心血管危险因素控制良好、已接受血运重建治疗），无低血压的患者应用 ACEI 也可能获益。如果患者不能耐受 ACEI，可考虑给予 ARB。

（10）他汀类药物：所有无禁忌证的 STEMI 患者入院后均应尽早开始高强度他汀类药物治疗，且无须考虑胆固醇水平。

（11）钙通道阻滞剂：对无左心室收缩功能不全或房室传导阻滞的患者，为缓解心肌缺血、控制心房颤动或扑动的快速心室率，如果 β 受体阻滞剂无效或禁忌使用，则可应用非二氢吡啶类钙通道阻滞剂。STEMI 后合并难以控制的心绞痛时，在使用 β 受体阻滞剂的基础上可加用地尔硫䓬。

（12）醛固酮受体拮抗剂：STEMI 后已接受 ACEI 和（或）β 受体阻滞剂治疗，但仍存在左心室收缩功能不全（LVEF ≤ 40%），心力衰竭或糖尿病，且无明显肾功能不全［血肌酐男性 ≤ 221μmol/L（2.5mg/dL），女性 ≤ 177μmol/L（2.0mg/dL），血钾≤ 5.0mmol/L］的患者，应给予醛固酮受体拮抗剂治疗。

（13）纠正水、电解质紊乱及酸碱平衡失调。

（14）饮食和通便：清淡饮食至胸痛消失，防止便秘时排便用力导致心脏破裂或诱发心律失常、心力衰竭。

2. 并发症的处理

（1）心力衰竭：STEMI 合并心力衰竭的患者应持续监测心率、心律、血压和尿量。肺水肿且 SaO_2 ＜ 90% 的患者推荐吸氧，维持 SaO_2 ≥ 95%；患者出现导致低氧血症、高碳酸血症或者酸中毒的呼吸衰竭且无法耐受无创通气支持时，建议有创通气治疗；呼吸窘迫（呼吸频率＞25次/min且SaO_2＜90%）的患者在不伴低血压时可考虑使用无创通气支持；肺水肿伴呼吸困难的STEMI患者，可以考虑使用阿片类药物缓解呼吸困难及焦虑症状，同时监测呼吸状态。严重心力衰竭伴有难以纠正的低血压的STEMI患者可以考虑使用正性肌力药物。伴有难治性心力衰竭且对利尿剂反应不佳的STEMI患者，可行超滤或血液净化治疗。存在持续性心肌缺血的患者应早期行冠状动脉血运重建治疗。

血流动力学稳定，LVEF≤40%或心力衰竭的STEMI患者推荐尽早使用ACEI/ARB，以降低死亡率及再住院率；病情稳定后推荐使用β受体阻滞剂，以降低死亡率、再发心肌梗死以及因心力衰竭住院的发生率；LVEF≤40%或心力衰竭，但不伴严重肾功能衰竭及高钾血症的STEMI患者推荐使用醛固酮受体拮抗剂，以降低心血管疾病死亡率及住院的风险。

收缩压＞90mmHg的STEMI合并心力衰竭患者，给予硝酸酯类药物以缓解症状及减轻肺淤血；心力衰竭伴有收缩压升高的STEMI患者可考虑使用硝酸酯类药物或硝普钠缓解症状及控制血压；推荐伴有容量负荷过重症状（体征）的STEMI合并心力衰竭患者使用利尿剂。

经优化药物治疗3个月以上或心肌梗死发作≥6周后仍有心力衰竭症状（心功能Ⅱ～Ⅲ级）且LVEF≤35%、预期寿命1年以上的STEMI患者，推荐植入心律转复除颤器（ICD）以降低猝死风险。

（2）低容量低血压：对因治疗和升压药物治疗，根据病情判断，容量不足或下壁、右室梗死可补液，贫血需输血等。右心室梗死患者应尽早施行再灌注治疗。维持右心室有效的前负荷，避免使用利尿剂和血管扩张剂。

（3）心源性休克：除外其他原因导致的低血压，如心功能不全、右心室梗死、低血容量、心律失常、心脏压塞、机械并发症、瓣膜功能失调或药物因素等。

为维持血流动力学稳定，可使用正性肌力药物及血管扩张剂，血管活性药物优先推荐去甲肾上腺素。但对于因机械并发症导致血流动力学不稳定的STEMI合并心源性休克患者，IABP可作为辅助治疗手段。心源性休克难以纠正的患者也可考虑短期使用机械循环辅助装置，包括体外膜肺、左心室辅助装置、心室辅助系统或体外循环。但与IABP相比，心室辅助系统不能改善STEMI合并心源性休克患者的30日预后。

（4）心律失常：STEMI发病早期心律失常较为常见，且与预后密切相关，院前发生的VT及VF是心脏性猝死的主要原因。早期再灌注治疗可减少室性心律失常并降低心血管死亡风险。

①室性心律失常：是STEMI最为常见的心律失常，导致血流动力学障碍的VT及VF发生率为6%～8%。STEMI急性期预防性使用抗心律失常药物对患者有害。再灌注治疗中及STEMI发病24小时内发生的室性心律失常是否需要进行干预治疗取决于持续时间和对血流动力学的影响，无症状且不影响血流动力学的室性心律失常不需要使用抗心律失常药物。合并多形性VT或VF的STEMI患者，如无禁忌证，应静脉使用β受体阻滞剂治

疗；反复出现多形性 VT 的患者推荐静脉使用胺碘酮；多次电复律后血流动力学仍不稳定伴反复 VT 的患者也应考虑静脉使用胺碘酮，如果 β 受体阻滞剂、胺碘酮及超速抑制治疗无效或无法获得，可使用利多卡因治疗。应注意纠正电解质紊乱（尤其是低钾血症与低镁血症）。经完全血运重建及优化药物治疗后仍反复发作 VT、VF 或电风暴的 STEMI 患者，可考虑在植入 ICD 后行射频消融治疗。

②室上性心律失常：心房颤动是 STEMI 患者最常见的室上性心律失常，发生率为 6% ～ 21%，可诱发或加重心力衰竭，但不需要预防性使用抗心律失常药物。STEMI 急性期心房颤动的心室率控制比心律控制更为有效，如无心力衰竭或低血压可静脉使用 β 受体阻滞剂控制心室率；当存在急性心力衰竭但不伴有低血压时可静脉给予胺碘酮控制心室率；同时存在急性心力衰竭和低血压时可考虑静脉使用洋地黄类药物控制心室率。地高辛不用于心房颤动的心律控制。伴心房颤动的 STEMI 患者如药物治疗不能控制快心室率或存在持续的心肌缺血、严重的血流动力学障碍或心力衰竭，应立即行电复律；静脉胺碘酮有助于提高电复律的成功率，降低心房颤动再发风险。

③窦性心动过缓和房室传导阻滞：窦性心动过缓多见于下壁心肌梗死患者，通常可自行恢复且不影响预后。STEMI 患者发生房室传导阻滞则需进行风险评估，完全房室传导阻滞和二度Ⅱ型房室传导阻滞有指征进行治疗干预。前壁心肌梗死患者出现高度房室传导阻滞大多由广泛的心肌坏死所致，阻滞部位一般在希氏束以下，难以自行缓解且死亡率明显升高。伴有血流动力学不

稳定的窦性心动过缓或无稳定逸搏心律的高度房室传导阻滞的STEMI患者，有指征使用正性传导药物，如肾上腺素、阿托品、血管升压素，药物治疗无效时应安装临时起搏器。非高度房室传导阻滞或血流动力学稳定的缓慢性心律失常患者，不需要常规预防性临时起搏治疗。

（5）机械并发症：多发生在STEMI早期，需及时发现和紧急处理。STEMI患者如有突发低血压、反复发作胸痛、新出现的提示二尖瓣反流或室间隔穿孔的心脏杂音、肺淤血或颈静脉充盈等情况，应尽快行超声心动图评估以明确诊断，尽快行外科手术治疗。

3. 临时起搏器的指征

伴有血流动力学不稳定的窦性心动过缓或无稳定逸搏心律的高度房室传导阻滞的STEMI患者，有指征使用正性传导药物，如肾上腺素、阿托品、血管升压素，若药物治疗无效应安装临时起搏器。

4. 植入ICD的适应证

出院前LVEF＜40%的患者，建议在完成血运重建和最佳药物治疗后6～12周再次评估心脏功能和猝死风险。对最佳药物治疗无效且预期寿命1年以上的症状性心力衰竭［纽约心脏学会（NYHA）心功能Ⅱ～Ⅲ级］及LVEF≤35%的患者，建议植入ICD。STEMI后40日虽经最佳药物治疗仍存在轻度心力衰竭症状且LVEF≤30%和预期寿命1年以上者，也有必要植入ICD。有明确的左心室功能不全或血流动力学不稳定的持续性VT或非急性期内发生VF存活的患者，作为二级预防措施植入

ICD 也可显著获益。

5. 出院后的二级预防：控制危险因素

（1）戒烟：STEMI 患者应终生戒烟。

（2）控制血压：β 受体阻滞剂和 ACEI。

（3）控制血脂、控制血糖：他汀类药物，必要时可加用贝特类药物。

（4）控制体重。

（5）康复治疗。基于运动的心脏康复可降低 STEMI 患者的全因死亡率和再梗死率，有助于更好地控制危险因素、提高运动耐量和生活质量。如患者病情允许，应在 STEMI 住院期间尽早开始康复治疗。建议患者住院期间进行运动负荷试验，客观评估运动能力，以指导日常生活或制订运动康复计划。STEMI 后早期进行心肺运动试验具有良好的安全性和临床价值。建议病情稳定的患者出院后每日进行 30 ～ 60 分钟中等强度的有氧运动（如快步行走等），每周至少 5 天，并逐渐增加抗阻训练。运动锻炼应循序渐进，避免诱发心绞痛和心力衰竭。

四、其他临床类型的冠状动脉疾病

（一）无症状冠心病

无症状冠心病的诊断依据有心肌梗死病史、血运重建病史和心电图缺血证据、冠状动脉造影异常或负荷试验异常而无相应症状。冠心病的发生与心肌供血的需求平衡失调及冠状动脉痉挛密切相关，可导致严重心律失常、心肌梗死和猝死，其平均死亡率为2%～3%。

临床表现

该病在体检时被偶然发现，通常伴有冠心病的危险因素。一般预后较好，但可进展为心绞痛、心脏扩大、心力衰竭、心律失常甚至猝死。

诊断要点

（1）高危人群：伴有1个或以上冠心病危险因素。

（2）具有以下心肌缺血的客观证据：①动态心电图最常用。②心肺运动试验。③核素运动心肌灌注显像。④冠状动脉造影术可明确诊断并确定血管病变部位及狭窄程度。

（3）临床分型：①Ⅰ型：完全无症状性心肌缺血。②Ⅱ型：心肌梗死后的无症状性心肌缺血。③Ⅲ型：心绞痛同时伴发无症状性心肌缺血。

治疗方案及原则

（1）控制冠心病危险因素。

（2）药物治疗：参照稳定型心绞痛和不稳定型心绞痛的治疗。

（3）冠状动脉血运重建治疗：适用于药物治疗后有持续性无症状性心肌缺血发作的患者。

（二）心脏 X 综合征

心脏 X 综合征是稳定型心绞痛的一个特殊类型，又称微血管性心绞痛，患者表现为劳力诱发的心绞痛，有客观缺血证据或运动试验阳性，但选择性冠状动脉造影正常，且可排除冠状动脉痉挛的临床综合征。心脏 X 综合征的远期预后通常良好，治疗主要是缓解症状。

临床表现

多见于青年或中年女性患者，常常缺乏冠心病危险因素。有典型或不典型劳力性心绞痛症状。硝酸甘油对部分患者有效。

诊断要点

（1）患者有心绞痛或类似于心绞痛的胸痛症状。

（2）运动负荷心电图或心肌核素检查显示心肌缺血证据。

（3）冠状动脉造影阴性。

治疗方案及原则

治疗目的主要是为了缓解症状。

Ⅰ类：①使用硝酸酯类、β 受体阻滞剂和钙通道阻滞剂单药治疗或联合治疗。②合并高脂血症的患者使用他汀类药物。③合并高血压、糖尿病的患者使用 ACEI。

Ⅱa 类：其他抗心绞痛药物，包括尼可地尔和曲美他嗪。

Ⅱb 类：①心绞痛持续而使用Ⅰ类药物无效时，可试用氨茶碱。②心绞痛持续而使用Ⅰ类药物无效时，可试用抗抑郁药。

（三）心肌桥

心肌桥是一种先天性冠状动脉畸形，指一段本应走行于心外膜的冠状动脉（67%～98%为前降支）走行于心肌内，这段冠脉被称为壁冠脉或隧道动脉，覆盖其上的心肌纤维称为心肌桥。冠状动脉造影平均检出率为2%～6%，尸检率为33%～42%，大部分心肌桥无临床意义。心肌桥的存在，导致心肌桥近端的收缩期前向血流逆转，该处血管内膜损伤，易形成动脉粥样硬化斑块。心肌桥内冠状动脉外部长期受压，易发生冠状动脉痉挛、斑块破裂、形成血栓从而导致心绞痛，甚至急性冠脉综合征等。

临床表现

（1）很多患者没有临床症状，或临床症状不明显。

（2）心肌缺血，表现为从事体力活动或情绪激动时出现胸闷，可出现急性冠脉综合征、严重心律失常，甚至猝死。

（3）胸痛时用硝酸甘油治疗疗效欠佳，甚至加重症状。

（4）心肌桥可与心肌病、冠心病及心脏瓣膜病并存。

诊断要点

（1）冠状动脉造影主要根据该节段收缩期血管腔被挤压、舒张期又恢复正常的“挤奶”现象来判断。

（2）冠状动脉内超声特征性的半月形无回声区现象有诊断

价值。

（3）冠状动脉内多普勒检查，压力曲线在舒张早期的“指尖样”征象有诊断价值。

（4）根据前降支收缩期压缩的严重程度可以将心肌桥分为：Ⅰ级，压缩程度＜50%；Ⅱ级，压缩程度50%～75%；Ⅲ级，压缩程度＞75%。

治疗方案及原则

（1）药物治疗：①β受体阻滞剂，可作为首选，以改善患者症状和提高运动耐量。②钙通道阻滞剂，用于对β受体阻滞剂有禁忌或合并冠状动脉痉挛的患者。③抗血小板药物，用于合并有粥样硬化性狭窄的心肌桥患者。④避免使用硝酸酯类药物。

（2）手术治疗：包括心肌桥切开松解术和冠状动脉旁路移植术，应严格掌握手术适应证。

第二章　高血压病

第一节　高血压病的中医诊疗

高血压病，属于中医学“眩晕”“风眩”等范畴。眩晕是以头晕、眼花为主要临床表现的一类病证。眩即眼花，晕即头晕，两者常同时并见，故统称为“眩晕”，轻者闭目可止，重者如坐舟车，旋转不定，不能站立，或伴有耳鸣、恶心、呕吐、汗出、面色苍白等症状。“眩”证，首载于《黄帝内经》，如《素问·至真要大论》曰“诸风掉眩，皆属于肝”，《灵枢·口问》曰“上气不足，脑为之不满，耳为之苦鸣，头为之苦倾，目为之眩”，《灵枢·海论》曰“髓海不足，则脑转耳鸣，胫酸眩冒，目无所见，懈怠安卧”，认为眩晕发作与肾精亏虚有关。汉代张仲景《金匮要略·痰饮咳嗽病脉证并治》曰“心下有痰饮，胸胁支满，目眩”，认为眩晕发作与痰饮有关。元代朱丹溪在《丹溪心法·头眩》中明确提出“无痰则不作眩”。明代张景岳指出：“眩晕一证，虚者居其八九，而兼痰者不过十中一二。”可见，高血压病的发生与机体气血失调，脏腑失和，阴阳失衡，风、热、痰、瘀及虚等有密切关系，临证需仔细鉴别。

病因病机

“诸风掉眩，皆属于肝”，指出眩晕多属肝的疾病；《河间六书》认为本病是因风火为患，有“风火皆阳，阳多兼化，阳主乎动，两阳相搏，则为之旋转”的论述;《丹溪心法》提出“无痰则不作眩”，主张以“治痰为先”;《景岳全书》强调“无虚不作眩”，当以治虚为主。风眩之病因不外乎虚实两端，虚者为髓海不足，或气血亏虚，清窍失养；实者为风、火、痰、瘀扰乱清空。本病病位多在头窍，其病变脏腑与心、肾、肝、脾等脏均相关。

忧郁恼怒太过，肝失条达，肝气郁结，气郁化火，肝火偏亢，风阳升动，上扰清空而发生眩晕。或长期熬夜，或忧思太过，耗伤阴血，或年老体弱，暗耗肝血肾阴，肝肾阴虚，风阳易动，上扰头目，而致阴虚阳亢。或恣食肥甘，损伤脾胃，健运失司，以致水谷不化，湿聚生痰，痰湿交阻，则清阳不升，浊阴不降，发为眩晕。或七情过极，郁而化火，相火过旺，或外感寒湿日久化热，灼伤脉络，水火不济，损伤肾阴肾阳，或痰阻中焦，阳热上亢，下元亏虚，心肾不交，痰阻血瘀，经脉阻滞，而致肾虚血瘀。

诊断要点

头晕目眩，视物旋转，轻者闭目即止，重者如坐舟船，甚则扑倒。

可伴有恶心呕吐，眼球震颤，耳鸣耳聋，汗出，面色苍白等。

慢性起病，逐渐加重，或反复发作。

鉴别诊断

中风：中风以猝然昏扑，不省人事，伴半身不遂、口眼喎斜、言语不利，或不经昏扑，仅有口眼㖞斜和肢体不遂为特征。眩晕与中风均可出现头晕扑倒之症，且眩晕可为中风的先兆，但眩晕无口眼㖞斜及肢体不遂、昏扑不省人事等表现。

厥证：厥证以突然昏扑、不省人事、四肢厥冷为特征。发作后一般在短时间内自醒，醒后无偏瘫、失语、口眼㖞斜等后遗症。严重者也可一厥不复而死亡。眩晕严重时也有头晕扑倒的表现，与厥证相似，但无神昏的表现。

痫病：痫病以突然扑倒，昏不知人，口吐涎沫，两目上视，四肢抽搐，或口中如做猪羊叫声，移时苏醒，醒后如常人为特征。痫病昏扑与眩晕扑倒相似，且发作前多有头晕、乏力、胸闷等先兆，也有反复发作的特点，应与眩晕相鉴别，其鉴别要点为：痫病昏扑必有不省人事，伴两目上视、抽搐、口吐涎沫、猪羊叫声等症状。

辨证论治

1. 肝火亢盛证

主症：眩晕，头痛，急躁，易怒，面红，目赤，口干，口苦，便秘，溲赤。

舌脉：舌质绛红，苔薄黄或少津，脉弦细或弦数。

治法：清肝泻火，调畅气血。

方药：《医方集解》龙胆泻肝汤加减。

基本方：醋柴胡 12g，炒栀子 10g，黄芩 12g，龙胆草 10g，地黄 15g，当归 10g，车前子 15g，泽泻 12g，甘草 6g，川牛膝 15g，夏枯草 15 ～ 30g。

加减：急躁易怒、面红目赤，加赤芍、牡丹皮；舌苔厚腻伴痰湿，加天麻、法半夏；大便秘结，加酒大黄。

2. 阴虚阳亢证

主症：眩晕伴腰膝酸软，五心烦热，心悸，少寐多梦，耳鸣，健忘，大便正常或偏干，小便涩。

舌脉：舌红苔薄，脉弦细而数。

治法：滋阴补肾，平肝潜阳。

方药：《中医内科杂病证治新义》天麻钩藤饮加减。

基本方：天麻 10g，钩藤 20g（后下），石决明 30g（先煎），杜仲 15 ～ 30g，炒栀子 10g，天冬 10g，川牛膝 15g，桑寄生 15g，夜交藤 15g，茯神 15g，牡丹皮 10g，炙龟甲 15g。

加减：舌苔厚腻伴痰湿，加炒白术、法半夏、茯苓；兼恶心、纳差，加竹茹、赭石。

3. 痰浊瘀阻证

主症：头重如裹，胸闷或胸背痛，咽中有痰涎，皮下脉络瘀滞，肢体麻木重着，脘腹痞满，食少，大便偏溏或干结不易解，小便调。

舌脉：舌质淡暗，苔腻，脉沉细或弦滑；或舌质紫暗、有瘀斑，舌底脉络瘀阻，脉弦涩。

治法：祛痰化浊，活血通络。

方药：降压通脉汤（郭维琴教授经验方）加减。

基本方：瓜蒌 15 ～ 30g，薤白 12g，法半夏 10g，决明子 15g，黄芩 12g，丹参 15g，红花 10g，鸡血藤 20g，香附 12g，菊花 15g，珍珠母 30g，郁金 12g。

加减：伴头晕头沉，晨起痰多，加天麻、炒白术、泽泻；头痛，加川芎、石菖蒲。

4. 肾虚血瘀证

主症：头晕，耳鸣或耳聋，腰脊酸痛（外伤性除外），胫酸膝软或足跟痛，心悸或烦躁，失眠多梦，夜尿频，大便不调。

舌脉：舌体瘦，舌质暗红，苔薄少津，中心有深裂纹，脉沉细弱或沉细弦。

治法：平补肾气，调和气血。

方药：补肾和脉方（名老中医经验方）加减。

基本方：黄芪20g，葛根15g，川芎10g，当归10g，地龙10g，桑寄生15g，淫羊藿10g，杜仲15～30g，女贞子10g，怀牛膝15g，泽泻10g。

平肝益肾通络汤：夏枯草15g，钩藤25g，杜仲15g，桑寄生15g，川牛膝15g，茯苓或茯神15g，天麻12g，葛根15g，川芎15g，牡蛎30g（先煎）。

加减：舌苔厚腻伴痰湿，加法半夏、泽泻、陈皮。

中医特色疗法

1. 针刺

（1）肝火亢盛证：取曲池、风池、合谷、太冲穴。

（2）阴虚阳亢证：取关元、太冲、太溪、三阴交穴。

（3）痰浊瘀阻证：取曲池、合谷、丰隆、太冲穴。

（4）肾虚血瘀证：取关元、气海、合谷、太冲穴。

2. 耳穴压豆

（1）常用穴：耳背沟、肝、心、交感、肾上腺；备用穴：耳神门、耳尖、肾、脑。

常用穴每次取 3 ～ 4 穴，酌加备用穴，以 7mm×7mm 大小的胶布，将王不留行籽贴于所选之穴，贴紧后稍加压力，使患者感到胀痛及耳郭发热。每隔 2 日换贴 1 次，每次贴一侧耳朵，双耳交替，7 次为 1 个疗程。

（2）随证加减穴：肝火亢盛证、阴虚阳亢证选肾、枕、皮质下，痰浊瘀阻证选脾、枕、皮质下。

（3）操作流程：①将胶布剪成 0.5cm×0.5cm 大小的方块，将磁珠粒或王不留行籽或白芥子或六神丸贴在胶布中央备用。②然后用 75%酒精棉球消毒耳郭，将胶布对准穴位贴压。③贴压后用手指按压穴位半分钟，嘱患者每天自行按压 5 次，每次 10 分钟，以局部微热微痛为度。④每次贴一侧耳朵，下次轮换对侧，症状较重者可双耳同时贴。

3. 穴位敷贴

（1）肝火亢盛证：清肝散（吴茱萸 1 份，黄连 6 份，白醋调匀）每日晚间临睡前于涌泉、太冲穴贴敷，2 周为 1 个疗程。

（2）痰浊瘀阻证：吴茱萸 1 份，白醋调匀，每日晚间临睡前于丰隆、解溪穴贴敷，2 周为 1 个疗程。

（3）肾虚血瘀证：以吴茱萸、川芎颗粒剂各等分，混匀，白醋调成糊状，每日晚间临睡前敷贴双侧涌泉穴，2 周为 1 个疗程。

4. 药枕

药枕每隔 15 日置于通风处，以促使枕上汗气、湿气发散；覆盖枕巾使用时选择轻薄透气的枕巾；因药性散发缓慢，通常在使用 1 个月后才逐渐显示效果。

（1）夏枯草、荷叶、淡竹叶、蒲公英、菊花各 50g，研为细末，装入布袋中当枕芯用。连用 1 ～ 2 个月，可清热平肝，适用于肝阳上亢所致眩晕患者。

（2）夏枯草、淡竹叶、决明子、菊花、薄荷、木香、桑叶和丹参制成枕芯，适用于肾虚肝旺血瘀患者。

（3）菊花、牡丹皮、合欢皮、川芎、白芷、细辛制成枕芯，适用于眩晕伴头痛、失眠患者。

5. 足浴

（1）吴茱萸、肉桂适量，煎熬后倒入足浴盆中，加水至适当温度进行泡洗，每次 30 分钟，持续 2 ～ 3 个月，可温补脾肾。

（2）钩藤、杜仲、桑寄生、豨莶草、夏枯草、川牛膝各 20g，水煎，取药液 1500mL，取汁温热（夏季 38 ～ 41℃，冬季 41 ～ 43℃），倒进恒温浴足盆内，赤足泡于药液中，浸过踝部，双足互搓，每次 30 分钟，每日 1 次，7 ～ 14 日为 1 个疗程。

6. 护理调摄

（1）基于血压波动性的日节律调神摄生、因时起居、择时服药、排痰通腑等。

（2）常用养生调摄方法：①修形态：减重，减少热量摄入，膳食平衡，增加运动，体重指数保持为 20 ～ 24kg/m²。②节饮食：膳食限盐，北方首先将每人每日平均食盐量降至 8g，以后再降至 6g；南方可控制在 6g 以下。减少脂肪摄入，总脂肪＜总热量的 30%，饱和脂肪＜ 10%，每日新鲜蔬菜（400 ～ 500g）、水果（约 100g）、肉类（50 ～ 100g）、鱼虾类（约 50g）、奶类（约 250g）、食油（20 ～ 25g）适量，蛋类每周 3 ～ 4 个，少吃糖类和甜食。③适劳逸：增加或保持适当体力活动，一般每周运动 3 ～ 5 次，每次持续 20 ～ 60 分钟。如运动后自我感觉良好，且保持理想体重，则表明运动量和运动方式合适。可坚持习练八段锦、易筋经等，六字诀可练习“嘘”“呵”“呼”字以调肝补心养脾。④畅情志：保持乐观心态，提高应激能力。通过宣教和咨询，提高人群自我防病能力。选择适合个体的体育、绘画等文化活动，增加老年人的社交机会，提高生活质量。⑤忌烟酒：戒烟。不提倡饮酒（特别是高度烈性酒），尽可能戒酒。⑥常随诊：积极向患者及其亲属或陪同人员宣传高血压防治知识，帮助患者解决与医疗有关的问题，密切与患者的联系，提高患者治疗依从性。

第二节　高血压病的西医诊疗要点及原则

高血压是以体循环动脉压升高、周围小动脉阻力增高，同时伴有不同程度的心排血量和血容量增加为主要表现的临床综合征。非同日 3 次重复测量后，诊室收缩压≥ 140mmHg 和（或）诊室舒张压≥ 90mmHg，可定义为高血压。该定义适用于所有成年人（年龄＞ 18 岁）。可分为原发性和继发性两大类。

一、原发性高血压

原发性高血压的病因不明，通常认为是在一定的遗传背景，由于多种后天因素，包括血压调节异常、肾素血管紧张素系统（RAS）异常、高钠、精神神经因素、血管内皮功能异常、胰岛素抵抗、肥胖、吸烟、大量饮酒等，使血压的正常调节机制失代偿，约占高血压病的95%。长期高血压是多种心血管疾病的重要危险因素，并可影响靶器官（如心、脑、肾等）的结构和功能，最终导致心力衰竭、肾衰竭和脑卒中等严重后果。

临床表现

起病缓慢，早期常无症状，往往在体格检查时发现血压升高，可有头痛、眩晕、气急、疲劳、心慌、耳鸣等症状，但症状与血压水平并不一定相关。随着病程的延长，血压升高逐渐趋于明显而持久，但一日之内，白昼和夜间的血压仍有明显的差异。体检时在主动脉区可听到第二心音亢进、收缩期杂音和收缩早期喀喇音。若伴有左心室肥厚，在心尖部可听到第四心音。

高血压早期表现为心排血量增加和全身小动脉张力增加。随着高血压的进展，引起全身小动脉的病变，表现为小动脉的玻璃样变，中层平滑肌细胞增殖、管壁增厚、管腔狭窄，使高血压维持和发展，并导致重要靶器官（如心、脑、肾）缺血损害和促进大、中型动脉粥样硬化的形成。在临床上表现为：①心脏疾病：心绞痛、心肌梗死、心力衰竭、猝死；②脑血管疾病：缺血性卒中、脑出血、短暂性脑缺血发作；③肾脏疾病：蛋白尿、肾功能损害（轻度肌酐升高）、肾衰竭；④血管病变：主动脉夹层、症状性动脉疾病；⑤视网膜病变：出血、渗出，视（神经）盘水肿。

诊断要点

目前，我国采用的标准为，收缩压（SBP）≥ 140mmHg 和（或）舒张压（DBP）≥ 90mmHg 即可诊断为高血压。根据血压增高的水平，可进一步将高血压分为 1、2、3 级。血压水平的定义和分类见表 2–1（根据《中国高血压防治指南》2018 年修订版）。

表 2–1　血压水平的定义和分类

分　类	收缩压 /mmHg	舒张压 /mmHg
正常血压	＜ 120	＜ 80
正常高值	120 ～ 139	80 ～ 89
高血压	≥ 140	≥ 90
1 级高血压（轻度）	140 ～ 159	90 ～ 99
2 级高血压（中度）	160 ～ 179	100 ～ 109
3 级高血压（重度）	≥ 180	≥ 110
单纯收缩期高血压	≥ 140	＜ 90

注：若患者的收缩压与舒张压分属不同级别，则以较高分级为准。单纯收缩期高血压也可按照收缩压水平分为 1、2、3 级。

单纯收缩期高血压定义为 SBP 升高（≥ 140mmHg）和 DBP 降低（＜ 90mmHg）。在包括儿童、青少年和年轻人在内的人群中，单纯收缩期高血压是原发性高血压的最常见形式，且在老年人中特别常见。

高血压病的分型及分期：①缓进型，此型分为 3 期。1 期高血压，靶器官无或基本无损伤，眼底一级改变；2期高血压，靶器官结构改变，但功能仍保持正常，眼底二级改变；3期高血压，靶器官功能异常，眼底三至四级改变。②急进型高血压，多发生于年轻人，也可由缓进型高血压发展而来，通常具备以下两点：病情发展急骤，舒张压持续在130mmHg以上；发生心和（或）脑、肾功能不全，眼底出血、渗出或视（神经）盘水肿等。

诊断检查

高血压患者通常无症状，但是，特定症状可能提示继发性高血压或高血压并发症，需要进一步检查。建议有完整的病史和家族史，并应包括：①病史：血压水平和相关症状、用药史（降压药物、影响血压的其他药物），疾病史、吸烟史、饮酒史和家族史；②体格检查：循环系统和心脏、肾脏和甲状腺（是否增大），体重指数（BMI）和腰围、脂肪沉积和皮肤妊娠纹；③实验室检查：血钾、钠、血肌酐和估算肾小球滤过率（GFR），如果条件允许，应检测血脂和空腹血糖；④心电图：评估是否有心房颤动、左心室肥厚、缺血性心脏病等。

其他诊断测试：①如怀疑并希望确定是否有高血压相关靶器官损害（HMOD）、合并疾病和（或）继发性高血压，可进行相关辅助检查；②影像学检查：超声心动图、颈动脉超声、肾脏/肾动脉和肾上腺成像、眼底检查、脑计算机断层扫描/磁共振成像；③实验室检查：血白蛋白/肌酐比、血尿酸、肝功能、血醛固酮/肾素比、皮质醇过量检查等。

治疗方案及原则

1. 治疗目标

原发性高血压的治疗目标是降低血压，使血压恢复至正常（＜140/90mmHg）或理想水平（＜120/80mmHg），对中青年患者（＜60岁）、高血压合并肾病患者，应使血压降至＜130/80mmHg。老年人尽量降至＜150/90mmHg。

2. 非药物治疗

（1）减少钠盐摄入，增加钾摄入。每人每日食盐摄入量＜2400mg/d（6g氯化钠）。

（2）合理膳食，平衡膳食。饮食以水果、蔬菜、低脂奶制品、富含膳食纤维的全谷物、植物来源的蛋白质为主，减少饱和脂肪和胆固醇的摄入。

（3）控制体重。推荐将体重维持在健康范围内（BMI为18.5～23.9kg/m^2，男性腰围＜90cm，女性腰围＜85cm）。

（4）不吸烟。彻底戒烟，避免被动吸烟。戒烟虽不能降低血压，但可降低心血管疾病风险。

（5）不饮酒或限制饮酒。建议高血压患者不饮酒，如饮酒应少量并选择低度酒，避免饮用高度烈性酒。

（6）增加运动。中等强度的运动，每周4～7次，每次持续30～60分钟。

（7）减轻精神压力，保持心理平衡。

3. 启动降压药物干预时机

（1）对于合并心血管疾病、CKD、糖尿病（或HMOD）的

1级高血压患者，在确诊后立即启动药物治疗。

（2）对于2级高血压患者，立即启动药物治疗。

（3）对于不合并心血管疾病、CKD、糖尿病和HMOD的低至中危的1级高血压患者，如果生活方式干预3～6个月后血压仍未得到良好控制，启动药物治疗。

4. 常用降压药

（1）利尿剂：包括噻嗪类和保钾利尿剂等。噻嗪类应用最为普遍，但长期应用可引起血钾降低及血糖、血尿酸、血胆固醇升高，糖尿病及高脂血症患者慎用，痛风患者禁用。

（2）β受体阻滞剂：具有良好的降压和抗心律失常作用，而且能减少心肌耗氧量，适用于轻、中度高血压，对合并冠心病的高血压更为适用，但对心脏传导阻滞、哮喘、慢性阻塞性肺病（COPD）和周围血管病患者禁用，且长期应用者不宜突然停药，以免血压骤升。

（3）钙通道阻滞剂：可用于中、重度高血压患者，尤其适用于老年人的收缩期高血压。

（4）ACEI：对各种程度的高血压均有一定程度的降压作用，可改善心室重塑，降低心衰的再住院率及死亡率，明显延缓肾功能恶化。高钾血症、妊娠、双侧肾动脉狭窄者禁用。最常见的不良反应为干咳。

（5）ARB：对血管收缩、水钠潴留及细胞增生等不利作用较ACEI更完全、更彻底。适应证和禁忌证与ACEI相同。目前主要用于有ACEI适应证又不能耐受其不良反应的患者。

（6）α受体阻滞剂：可使血脂降低，对胰岛素抵抗、前列腺肥大也有良好的作用。主要不良反应为直立性低血压。

5. 降压药物的选择

（1）合并心力衰竭的患者宜选择 ACEI 和 ARB、利尿剂。

（2）老年收缩期高血压患者宜选用利尿剂和长效二氢吡啶类钙通道阻滞剂。

（3）合并糖尿病、蛋白尿或轻中度肾功能不全的患者可选用 ACEI/ARB。

（4）心肌梗死后患者可选择无内在交感活性的 β 受体阻滞剂和 ACEI/ARB，稳定型心绞痛患者也可选用钙通道阻滞剂。

（5）伴有脂类代谢异常的患者可选用 α 受体阻滞剂。

（6）妊娠者禁用 ACEI 和 ARB，可选用甲基多巴。

（7）合并支气管哮喘、抑郁症的患者不宜用 β 受体阻滞剂，痛风患者不宜用利尿剂，合并心脏传导阻滞的患者不宜用 β 受体阻滞剂和非二氢吡啶类钙通道阻滞剂。

总之，高血压病的治疗绝不是单纯降低血压，治疗的目标是防治心脑血管损害，减少并发症，降低病死率。

二、继发性高血压

绝大多数高血压病因不明，少数高血压有明确的病因，用手术或某些特异性药物治疗原发病，可使高血压获得控制。这些有明确病因的高血压被称为继发性高血压。

继发性高血压的病因主要有：①肾实质性疾病；②肾血管性疾病；③分泌肾素的肿瘤；④肾缺血；⑤原发性水钠潴留；⑥内

分泌性高血压；⑦神经精神疾病；⑧急性应激状态。

临床表现

肾实质性疾病、肾血管性疾病及内分泌疾病引起的高血压是继发性高血压的主要病因。

（1）肾实质性疾病引起的高血压，主要表现：①有各种肾脏疾病的证据；②有高血压的证据。需要注意，原发性高血压晚期也可以引起肾损害，应与肾实质性高血压相鉴别，以下几点有助于原发性高血压的诊断：①高血压出现在尿及肾功能改变之前；②蛋白尿常不严重，而肾功能损害则较明显；③没有肾脏病史。如鉴别有困难，肾穿刺病理检查可能有帮助。

（2）肾血管性疾病引起的高血压，主要表现：①青年或老年发生顽固性高血压，突然发生，进展迅速；②上腹部正中、脐两侧或肋脊角处可闻及粗糙响亮的收缩期杂音；③单侧肾脏缩小；④抗高血压治疗过程中出现肾功能恶化，不明原因的氮质血症，而尿常规正常。

（3）内分泌疾病引起的高血压，主要包括：①原发性醛固酮增多症；②嗜铬细胞瘤；③库欣综合征。

（4）阻塞性睡眠呼吸暂停低通气综合征，表现为反复发作的严重打鼾、呼吸暂停、低通气、低氧血症和白天嗜睡，是高血压、心肌梗死和脑卒中的重要危险因素。

（5）先天性主动脉缩窄，查体可见双上肢血压高于双下肢，左右上肢血压也可不一致，股动脉搏动明显减弱，胸骨左缘第3、4肋间可闻及收缩期杂音，并向颈部及背部传导，右胸壁、肩胛或侧胸壁可听到侧支循环的血管杂音。

诊断要点

成人继发性高血压的最常见类型是肾实质性疾病、肾血管性疾病、原发性醛固酮增多症、慢性睡眠呼吸暂停和物质（药物）诱发，遇到以下情况时要进行全面详尽的筛查。

（1）中度、重度升高的年轻高血压患者。

（2）舒张压高于 100mmHg 的老年高血压患者（年龄≥ 65 岁）。

（3）症状、体征或实验室检查有怀疑线索，如肢体脉搏搏动不对称性减弱或消失，腹部听到粗糙的血管杂音，既往有肾脏疾病史等。

（4）不明原因的高血压伴低钾血。

（5）发生与高血压程度不相称的靶器官损害症。

（6）降压药物联合治疗效果差，或者治疗过程中血压曾经控制良好，但近期又明显升高。

（7）急进性或恶性高血压患者。

诊断检查

（1）超声检查，可探测到一侧肾脏缩小以及肾动脉近端狭窄和血流变化。

（2）多层螺旋 CT 三维图像重建，可显示狭窄的肾动脉。

（3）磁共振血管造影，可显示狭窄的肾动脉，并可进行三维图像重建。

（4）肾动脉造影，目前仍是诊断肾动脉狭窄的金标准。

治疗方案及原则

1. 肾实质性疾病引起的高血压

（1）肾脏原发病的处理：根据不同的疾病参照有关专著进行处理。

（2）降压治疗：有效的降压治疗可以保护靶器官，并延缓肾脏病进展。肾实质性高血压的降压目标值为＜ 130/80mmHg，24 小时尿蛋白＞ 1g 者，降压目标值为＜ 125/75mmHg。肾实质性高血压的药物选择应当个体化，根据患者的不同情况选择降压药物：①伴心功能不全者可选用利尿剂、ACEI/ARB、β 受体阻滞剂（如卡维地洛、美托洛尔和比索洛尔，病情稳定后可开始使用，从小剂量开始，逐渐滴定到目标剂量）和醛固酮拮抗剂（注意监测高钾血症的发生）；②伴心绞痛，但心功能正常者，可选用 β 受体阻滞剂或长效钙通道阻滞剂；③伴高危冠心病，或伴多个危险因素者，可选择利尿剂（心功能不全时）、ACEI/ARB（心功能不全或合并糖尿病）、β 受体阻滞剂或长效 CCB（合并心功能不全时最好不用）；④预防脑卒中可首选利尿剂、ACEI/CCB；⑤室上性心动过速可首选 β 受体阻滞剂或非二氢吡啶类 CCB。

2. 肾血管性疾病引起的高血压

（1）治疗原发病：针对动脉粥样硬化、冠状动脉、脑动脉及周围动脉等多个危险因素给予相应的处理。

（2）治疗高血压：肾血管性高血压的治疗包括抗高血压药物治疗、肾动脉介入治疗和手术治疗等。

3. 内分泌疾病引起的高血压

肾上腺皮质醛固酮分泌腺瘤和原发性肾上腺皮质增生症患者，手术切除为根治方法，而肾上腺皮质球状带增生患者倾向于药物治疗。嗜铬细胞瘤的高血压确诊后应尽早手术切除肿瘤，但术前应做好充分的药物治疗准备，以提高手术的成功率。

4. 阻塞型睡眠呼吸暂停低通气综合征引起的高血压

内科治疗包括减轻体重、侧卧睡眠、戒烟酒和治疗合并存在的血脂异常、血糖异常等。ACEI/ARB 除了有较强的降压作用外，还有对代谢有益的作用，可考虑作为首选。此外，还有无创正压通气和软腭咽成形术等外科治疗。

5. 先天性主动脉缩窄

主要采用外科手术治疗和介入治疗，内科治疗效果较差，应慎重选择。

第三章　心力衰竭

第一节　心力衰竭的中医诊疗

心力衰竭，简称心衰，中医学指心体受损，脏真受伤，心脉“气力衰竭”而致心脉瘀滞，临床上以心悸，气短，喘憋，咳嗽，咯痰，甚至咯粉红色泡沫样痰，或伴有水肿、胁下痞块等为主症的危重病症。心衰，其名始见于《脉经·脾胃部》:“心衰则伏，肝微则沉，故令脉伏而沉……利其溲便，遂通水道……喘息则微。”心衰的相关症状描述最早见于《黄帝内经》，其中有很多内容与心衰的临床症状相同，如《灵枢·胀论》云“心胀者，烦心，短气，卧不安”，《素问·痹论》云“心痹者，脉不通，烦则心下鼓，暴上气而喘”，《素问·逆调论》认为若心气虚衰，可见喘息持续不已，曰“夫不得卧，卧则喘者，是水气之客也”。《金匮要略》亦云“心水者，其身重而少气，不得卧，烦而躁，其人阴肿”，故现代有人将心衰名之为“心水”。

病因病机

六淫外邪侵袭，如风寒湿热内侵，直犯心体，心体受损，心脉瘀阻。

七情内伤，使气机不畅，血脉蕴遏，心脉受阻。

饮食不节，内伤脾胃，痰湿内生，痰阻血瘀，内伤心气心阳。

药物损伤，药毒入血，直伤心体。

以上因素使得心体自病，心气内虚，久及心阳，气阳两虚，血脉失于温煦及推动，导致阳虚气弱，血脉瘀阻，而致“血不利则为水”（《金匮要略·水气病脉证并治》）。或各种病因使肺脾肝肾诸脏受损，水津代谢及气化功能失常，三焦水道不利，水湿泛溢，闭遏心阳，内乏心气，导致心阳不振，水饮内停，心脉闭阻。或久病致五脏脏气虚衰，外邪内侵，耗伐心气心阳，气化失常，阳虚水泛，瘀阻血脉。

总之，虚、饮、痰、瘀为其根本，由心体受损、心气心阳虚衰、阳虚水泛、瘀阻心脉而成。

诊断要点

以外感、劳累、饮食不节、情志刺激为诱因。

心悸、喘憋。轻者劳累后心悸、气短，重者动则喘促，心悸憺憺而动，甚至静息亦喘，倚息不得卧，咳嗽，咯粉红色泡沫样痰。兼烦躁不安，大汗淋漓，口唇指甲青紫，严重者出现嗜睡、昏厥、谵妄。切虚里多动而应手，鼓动疾数，四末欠温或四肢湿冷。

结合现代理化检查结果综合判断。

鉴别诊断

哮证：心衰及哮证都有呼吸急促的表现，哮证喘憋，以呼吸急促困难为主要特征；哮以声响言，以发作时喉中哮鸣有声为主要临床特征。间歇发作，突然发病，迅速缓解，一般从青少年开始发病，病位在肺，晚期严重时可累及于心。

辨证论治

1. 气虚血瘀、水饮内停证

主症：心悸，气短懒言，动则加重；胸胁胀痛，颈部青筋暴露，胁下痞块。或伴五心烦热，失眠多梦；自汗或盗汗，面色晦暗，唇甲紫暗。

舌脉：舌质淡暗或有瘀斑、瘀点，少苔，或有齿痕，脉细数无力或结代或涩。

治法：益气养心，活血通络，泻肺利水。

方药：益气泻肺汤（郭维琴教授经验方）加减。

基本方：黄芪 20g，党参 15g，丹参 25g，红花 10g，桑白皮 15g，葶苈子 30g（包煎），猪苓 15g，茯苓 15g，泽兰 15g，车前子 20 ～ 30g（包煎）。

加减：气阴两虚，加麦冬、五味子或山茱萸；伴心阳不振，加薤白、桂枝。

2. 心肾阳虚水泛证

主症：心悸气短，动则气喘，或倚息不得卧；伴畏寒肢冷，面色㿠白；面浮肢肿，尿少腹胀，甚至胸腔积液、腹腔积液。

舌脉：舌体淡胖或有齿痕，舌质暗，苔白腻水滑，脉涩或沉迟无力。

治法：温阳益气，泻肺利水。

方药：《金匮要略》真武汤合《三因极一病证方论》五皮饮加减。

基本方：制附子 10g（先煎），茯苓 30g，白术 12g，白芍

15g，生姜10g，猪苓15g，车前子30g（包煎），大腹皮15g，桑白皮15g，陈皮10g。

加减：气虚重，合保元汤加减，加生晒参或党参、黄芪、肉桂以补气温阳；阳虚伴喘憋、悬饮，合葶苈大枣泻肺汤加减，加葶苈子、大枣、淫羊藿以泻肺利水；阳气虚脱，以参附龙牡汤加减回阳救逆。

3. 痰热阻肺证

主症：心悸气急，咳嗽喘促，咯吐白痰或痰黄黏稠；头重如裹，口黏，胸脘痞闷，肢体困重，或伴痰鸣。

舌脉：舌质红或暗红，苔白腻或黄腻，脉弦滑或滑数。

治法：清肺化痰，泻肺逐饮。

方药:《伤寒论》麻黄连翘赤小豆汤合《备急千金要方》千金苇茎汤加减。

基本方：蜜麻黄6g，杏仁10g，连翘15g，桑白皮15g，赤小豆30g，甘草6g，芦根20g，薏苡仁30g，冬瓜仁15g，桃仁10g，葶苈子15g（包煎），车前子30g（包煎），五味子9g。

加减：痰热闭肺，可加黄芩、瓜蒌、法半夏等。

4. 阴阳两虚、心脉瘀阻证

主症：短气，动辄喘憋加重，或倚息不得卧；口干，渴不欲饮，伴心悸多汗，怕冷；无痰或少量黏滞痰，胸腔积液，或下肢足背水肿。

舌脉：舌紫暗或有瘀斑、瘀点，少苔，舌面水滑或苔净少津，脉细数无力或结代或涩。

治法：温阳护阴，活血行水。

方药:《济生方》济生肾气汤合《内外伤辨惑论》生脉饮

加减。

基本方：人参 10g，麦冬 12g，制附子 10 ～ 15g，肉桂 6 ～ 10g，猪苓 15g，茯苓 15g，泽泻 15g，山药 30g，熟地黄 15g，山茱萸 15g，泽兰 15g，车前子 30g，川牛膝 15g。

加减：汗出较多，加浮小麦；心烦不寐，加茯神、生龙齿；腹满纳差，加姜厚朴、大腹皮等。

辨证选择中成药

1. 气虚血瘀证

可选用益心舒胶囊。

2. 气虚血瘀、水饮内停证

可选择芪苈强心胶囊。

中医特色疗法

1. 耳穴压豆

常用穴位：神门、交感、心、肺、脾、肾、小肠、三焦、内分泌。

2. 中药足浴

药物组成：附子 10g，桂枝 15g，水红花子 15g，木防己 15g，茯苓皮 30g，生艾叶 10g。

方法：适量水煎煮至 600mL，将药液置入电动足浴盆，38℃维持浸泡，每次 15 分钟，每周 2 ～ 3 次，4 周为 1 个疗程。

3. 穴位贴敷

便秘：选用大黄粉，在神阙穴进行穴位贴敷。

不寐、呃逆、血压高：选用吴茱萸粉，在涌泉穴进行穴位贴敷。

4. 针灸

主穴：肺俞、心俞、肾俞、内关、公孙。

配穴：气虚阳虚证，艾灸关元、气海、神阙、足三里。兼气虚痰湿者，取足三里、丰隆。

腹针治疗：中脘、下脘、气海、关元以引气归元；加双滑肉门、外陵开腹四关调气血，加水道、水分利水消肿。

5. 运动康复

参考《慢性稳定性心力衰竭运动康复中国专家共识》（2014年），根据患者心肺功能评估结果分层，采用循经按摩、习练六字诀“呵”、八段锦及养心导引操等方法进行康复治疗。

第二节　心力衰竭的西医诊疗要点及原则

根据《中国心力衰竭诊断和治疗指南2024》，心力衰竭（简称心衰）是多种原因导致心脏结构和（或）功能的异常改变，使心室收缩和（或）舒张功能发生障碍，从而引起的一组复杂临床综合征，主要表现为呼吸困难、疲乏和液体潴留（肺淤血、体循环淤血及外周水肿）等。根据LVEF的不同和治疗后的变化，分为射血分数降低的心衰（HFrEF）、射血分数改善的心衰（HFimpEF）、射血分数轻度降低的心衰（HFmrEF）和射血分数保留的心衰（HFpEF）。

目前认为，心衰是慢性、自发进展性疾病，神经内分泌系统激活导致心肌重构是引起心衰发生和发展的关键因素。心肌重构最初可以对心功能产生部分代偿，但随着心肌重构的加剧，心功能逐渐由代偿向失代偿转变，出现明显的症状和体征。

心衰是各种心脏疾病的严重表现或晚期阶段，死亡率和再住院率居高不下。发达国家成人的心衰患病率为 1.5% ～ 2.0%。2012—2015 年的中国高血压调查数据显示，≥ 35 岁成年人中，心衰患病率为 1.3%，即约有 1 370 万心衰患者，较 2000 年增加了 0.4%。HFrEF（LVEF ＜ 40%）、HFmrEF（LVEF 40% ～ 49%）和 HFpEF（LVEF ≥ 50%）的患病率分别为 0.7%、0.3% 和 0.3%。我国人口老龄化加剧，冠心病、高血压、糖尿病、肥胖等慢性病的发病呈上升趋势，医疗水平的提高使心脏疾病患者生存期延长，我国心衰患病率也呈持续升高趋势。

心衰是一种严重的疾病，5 年存活率与恶性肿瘤相仿。严重心衰［纽约心脏学会（NYHA）心功能分级Ⅳ级］患者年平均病死率为 40%～ 50%；伴进行性临床症状的男性心衰患者，5 年死亡率达 62%。死亡原因依次为左心衰竭（59%）、心律失常（13%）和心脏性猝死（13%）。

心衰根据发生的时间、速度，分为慢性心衰和急性心衰。多数急性心衰患者经住院治疗后症状部分缓解，而转入慢性心衰；慢性心衰患者常因各种诱因急性加重而需住院治疗。

一、慢性心衰

首先，根据病史、体格检查、心电图、胸部影像学检查判断有无心衰的可能性；然后，通过血浆脑钠肽检测和超声心动图明确是否存在心衰，再进一步确定心衰的病因和诱因；最后，还需评估病情的严重程度及预后，以及是否存在并发症。

临床表现

1. 常见症状

（1）呼吸困难：由肺淤血所致，依病情不同可出现劳力性呼吸困难、夜间阵发性呼吸困难，甚至端坐呼吸。

（2）疲劳和虚弱。

（3）咳嗽，多为干咳。

（4）夜尿和少尿：前者见于心衰早期，后者由心排血量显著减少所致，提示预后不良。

（5）胃肠道症状：因腹内脏器淤血和水肿，可出现上腹不适、饱胀感、畏食、恶心、呕吐和便秘等。

此外，还可有反应迟钝、记忆力减退、思维紊乱，甚至产生精神症状，尤多见于老年患者。

2. 常见体征

（1）心血管检查有心脏增大、第三心音（S3）或第四心音（S4），奔马律、交替脉。

（2）可出现静脉压升高表现，如颈静脉明显充盈、肝颈静脉逆流征阳性等。

（3）肝大。

（4）体液潴留超过正常体重（干重）5%可出现外周水肿，先见于足踝部和胫前部，卧床者见于腰骶部，严重者有腹水和全身水肿。

3. 辅助检查

（1）心电图：所有心衰以及怀疑心衰患者均应行心电图检查，明确心律、心率、QRS 形态和宽度等。怀疑存在心律失常或无症状性心肌缺血时应行24h动态心电图检查。

（2）胸部影像学检查：对疑似、急性、新发的心衰患者应行胸部影像学检查，以识别/排除肺部疾病或其他引起呼吸困难的疾病，提供肺淤血/水肿和心脏增大等信息。

（3）生物标志物：①B型脑钠肽（BNP）或N末端B型脑钠肽原（NT–proBNP）测定：推荐用于心衰筛查、诊断和鉴别诊断、病情严重程度及预后评估。BNP＜100ng/L、NT–proBNP＜300ng/L时通常可排除急性心衰。BNP＜35ng/L、NT–proBNP＜125ng/L时通常可排除慢性心衰，但其敏感性和特异性较急性心衰时低。诊断急性心衰时NT–proBNP水平应根据年龄和肾功能进行分层：50岁以下的患者NT–proBNP水平＞450ng/L，50～75岁＞900ng/L，75岁以上应＞1 800ng/L，肾功能不全[估算的肾小球滤过率（eGFR）＜60mL/（min·1.73m^2）]时应＞1 200ng/L。②心脏肌钙蛋白（cTn）：心衰患者入院时行cTn检测，用于急性心衰患者的病因诊断（如急性心肌梗死）和预后评估。③心肌纤维化、炎症、氧化应激的标志物：如可溶性生长刺激表达基因2蛋白、半乳糖凝集素3及生长分化因子15也有助于心衰患者的危险分层和预后评估，联合使用多项生物标志物可能是未来的发展方向。

（4）经胸超声心动图：评估心脏结构和功能的首选方法，可提供房室容量、左心室向心性或离心性肥厚、局部室壁运动异常、左/右心室收缩和舒张功能、室壁厚度、瓣膜功能和肺高压的信息。LVEF可反映左心室收缩功能，推荐使用改良的双平面Simpson法。

（5）实验室检查：血常规、血钠、血钾、血糖、尿素氮、肌酐或 eGFR、肝转氨酶和胆红素、血清铁、铁蛋白、总铁结合力、转铁蛋白饱和度、血脂、糖化血红蛋白、促甲状腺激素等为心衰患者的初始常规检查项目。

（6）特殊检查：如心脏磁共振、冠状动脉 CT 血管成像、负荷超声心动图、核素心室造影及核素心肌灌注和（或）代谢显像、冠状动脉造影、心肺运动试验、心肌活组织检查、基因检测等，适用于需要进一步明确病因和病情的患者。

4. 心功能不全程度的评估

采用 NYHA 分级法（表 3–1），分为 Ⅰ～Ⅳ级。该方法简单易行，但属主观评估，与反映左心室收缩功能的左心室射血分数（LVEF）并不完全一致。其他如负荷超声心动图、6 分钟步行试验等可进一步评估心衰的程度。

表 3–1　纽约心脏协会心功能分级

分级	症状
Ⅰ	活动不受限。日常体力活动不引起明显的气促、疲乏或心悸
Ⅱ	活动轻度受限。休息时无症状，日常活动可引起明显的气促、疲乏或心悸
Ⅲ	活动明显受限。休息时可无症状，轻于日常活动即引起显著的气促、疲乏、心悸
Ⅳ	休息时也有症状，任何体力活动均会引起不适。如无需静脉给药，可在室内或床边活动者为Ⅳa 级；不能下床并需静脉给药支持者为Ⅳb 级

根据心衰的发生和演变，从心衰的高危人群进展为器质性心脏病，出现心力衰竭症状和体征，直至成为难治性心衰的全程，慢性心衰可区分为 A、B、C、D 四个阶段（表 3–2）。

表 3–2 慢性心衰的阶段划分

阶段	特征
阶段 A（前心衰阶段）	高危、易患人群，无器质性心脏病，无心衰症状和（或）体征
阶段 B（前临床心衰阶段）	有器质性心脏病，但无心衰的症状和体征，相当于 NYHA Ⅰ级
阶段 C（临床心衰阶段）	有器质性心脏病，过去或心在有心衰症状和体征，相当于 NYHA Ⅱ、Ⅲ级和部分Ⅳ级
阶段 D（难治性终末期心衰阶段）	进行性发展的器质性心脏病，积极治疗后仍有心衰症状和体征，且需特殊干预，相当部分 NYHA Ⅳ级

诊断要点

根据左心室射血分数（LVEF）的不同和治疗后的变化，分为射血分数降低的心衰（HFrEF）、射血分数改善的心衰（HFimpEF）、射血分数轻度降低的心衰（HFmrEF）和射血分数保留的心衰（HFpEF）（表 3–3）。

表 3–3 心力衰竭的分类和诊断标准

分类	诊断标准	备注
HFrEF	1. 症状和（或）体征 2.LVEF ≤ 40%	随机临床试验主要纳入此类患者，有效的治疗已得到证实
HFimpEF	1. 病史 2. 既往 LVEF ≤ 40%，治疗后随访 LVEF ＞ 40% 并较基线增加≥ 10% 3. 存在心脏结构（如左心房增大、左心室肥大）或左心室充盈受损的超声心动图证据	LVEF 改善并不意味着心肌完全恢复或左心室功能正常化；LVEF 也可能还会降低

续表

分类	诊断标准	备注
HFmrEF	1. 症状和（或）体征 2.LVEF 41%~49%	此类患者临床特征、病理生理、治疗和预后尚不清楚，单列此组有利于对其开展相关研究
HFpEF	1. 症状和（或）体征 2.LVEF ≥ 50% 3. 存在左心室结构或舒张功能障碍的客观证据，以及与之相符合的左心室舒张功能障碍 / 左心室充盈压升高 [a]	需要排除患者症状是由非心脏疾病所致

注：HFrEF 为射血分数降低的心力衰竭，HFimpEF 为射血分数改善的心力衰竭，HFmrEF 为射血分数轻度降低的心力衰竭，HFpEF 为射血分数保留的心力衰竭，LVEF 为左心室射血分数；[a] 左心室舒张功能障碍 / 左心室充盈压，升高包括血浆脑钠肽升高［窦性心律：B 型脑钠肽（BNP）＞ 35ng/L 和（或）N 末端 B 型脑钠肽原（NT–proBNP）＞ 125ng/L；心房颤动：BNP ≥ 105ng/L 或 NT–proBNP ≥ 365ng/L］，静息或者负荷下超声心动图或心导管检查的结果异常［运动过程中超声心动图测得二尖瓣舒张早期血流速度与组织多普勒瓣环舒张早期运动速度比值（E/e′）＞ 14。有创血流动力学检查，静息状态下肺毛细血管楔压（PCWP）≥ 15mmHg（1mmHg=0.133kPa）或左心室舒张末期压力≥ 16mmHg，或负荷状态下 PCWP ≥ 25mmHg］。

治疗方案及原则

1. 一般治疗

①消除心衰的诱因，如感染、心律失常（尤其是快速型心房颤动）、电解质紊乱、肺梗死，以及用药不当。②积极治疗和控制基础心血管病变。③调整生活方式，如限钠（＜ 3g/d）有助于

控制 NYHA 心功能Ⅲ～Ⅳ级心衰患者的淤血症状和体征。心衰急性发作伴有容量负荷过重的患者，要限制钠摄入＜ 2g/d。一般不主张严格限制钠摄入和将限钠扩大到轻度或稳定期心衰患者。轻中度症状患者常规限制液体并无益处，对于严重低钠血症（血钠＜ 130mmol/L）患者水摄入量应＜ 2L/d，低脂饮食、戒烟、控制体重。失代偿期须卧床休息。④加强心理疏导和减少各种精神刺激。

2. 药物治疗

（1）肾素 – 血管紧张素系统抑制剂：① ACEI：所有 HFrEF 患者均应使用 ACEI，除非有禁忌证或不能耐受。应尽早使用，从小剂量开始，逐渐递增，每隔 2 周剂量倍增 1 次，直至达到最大耐受剂量或目标剂量。滴定剂量及过程需个体化，开始服药和调整剂量后应监测血压、血钾及肾功能。调整到适宜剂量后长期维持，避免突然停药。② ARB：适用于不能耐受 ACEI 且 LVEF 低下者。从小剂量开始。③血管紧张素受体脑啡肽酶抑制剂（ARNI）：ARNI 有 ARB 和脑啡肽酶抑制剂的作用，后者可升高脑钠肽、缓激肽和肾上腺髓质素及其他内源性血管活性肽的水平。ARNI 的代表药物是沙库巴曲缬沙坦。对于 NYHA 心功能Ⅱ～Ⅲ级、有症状的 HFrEF 患者，若能够耐受 ACEI/ARB，推荐以 ARNI 替代 ACEI/ARB，以进一步降低心衰的发病率及死亡率（表 3–4）。

表 3–4　治疗慢性 HFrEF 常用的肾素 – 血管紧张素系统抑制剂及其剂量

药物	起始剂量	目标剂量
ACEI		
卡托普利	6.25mg，3 次 /d	50mg，3 次 /d
依那普利	2.5mg，2 次 /d	10mg，2 次 /d
福辛普利	5mg，1 次 /d	20 ～ 30mg，1 次 /d
赖诺普利	5mg，1 次 /d	20 ～ 35mg，1 次 /d
培哚普利	2mg，1 次 /d	4 ～ 8mg，1 次 /d
雷米普利	1.25mg，1 次 /d	50mg，2 次 /d
贝那普利	2.5mg，1 次 /d	10 ～ 20mg，1 次 /d
ARB		
坎地沙坦	4mg，1 次 /d	32mg，1 次 /d
缬沙坦	40mg，1 次 /d	160mg，2 次 /d
氯沙坦	25 ～ 50mg，1 次 /d	150mg，1 次 /d
ARNI		
沙库巴曲缬沙坦	25 ～ 100[a]mg，2 次 /d	200mg，2 次 /d

注：HFrEF 为射血分数降低的心力衰竭，ACEI 为血管紧张素转换酶抑制剂，ARB 为血管紧张素 Ⅱ 受体阻滞剂，ARNI 为血管紧张素受体脑啡肽酶抑制剂；[a] 能耐受中 / 高剂量 ACEI/ARB（相当于＞ 10mg/d 的依那普利，或＞ 160mg/d 的缬沙坦）的患者，或者合并高血压的患者。

（2）β 受体阻滞剂：临床试验已证实，HFrEF 患者长期应用 β 受体阻滞剂（如琥珀酸美托洛尔、比索洛尔及卡维地洛），能改善症状和生活质量，降低死亡、住院、猝死风险。推荐病情相对稳定的 HFrEF 患者均应使用 β 受体阻滞剂，除非有禁忌证或不能耐受。从小剂量开始，每 2 ～ 4 周剂量加倍，直至达到目标剂量或最大耐受剂量（表 3–5）。

表 3–5　慢性 HFrEF 常用 β 受体阻滞剂及其剂量

药物	初始剂量	目标剂量
琥珀酸美托洛尔	11.875 ～ 23.75mg，1 次 /d	190mg，1 次 /d
比索洛尔	1.25mg，1 次 /d	10mg，1 次 /d
卡维地洛	3.125mg，2 次 /d	25mg，2 次 /d
酒石酸美托洛尔 [a]	6.25mg，2 次 /d	50 ～ 100mg，2 次 /d

注：HFrEF 为射血分数降低的心力衰竭；[a] 为方便滴定，初始考虑使用酒石酸美托洛尔，剂量稳定后建议更换为表中前 3 种药物之一。

（3）醛固酮受体拮抗剂：研究证实，在使用 ACEI/ARB、β 受体阻滞剂的基础上加用醛固酮受体拮抗剂，可使 NYHA 心功能Ⅱ～Ⅳ级的 HFrEF 患者获益，降低全因死亡、心血管死亡、猝死和心衰住院风险。适应证：对有症状的 HFrEF 患者，推荐使用 MRA 降低心衰死亡率和住院率，除非有禁忌证或不能耐受。螺内酯，起始剂量为 10 ～ 20mg，每日 1 次，目标剂量为 20 ～ 40mg，每日 1 次。使用 MRA 治疗后第 3 日和第 1 周应监测血钾和肾功能，前 3 个月每个月监测 1 次，以后每 3 个月监测 1 次。

（4）钠 – 葡萄糖协同转运蛋白 2 抑制剂：2023 年 ESC 心衰指南直接将钠 – 葡萄糖协同转运蛋白 2 抑制剂（达格列净 / 恩格列净）新增为 HFmrEF 的Ⅰ类推荐，推荐用于 HFmrEF 及 HFpEF 患者的治疗，以降低慢性心力衰竭患者的心衰再住院及心血管死亡风险。

（5）利尿剂：首选襻利尿剂，从小剂量开始，如呋塞米每日 10 ～ 20mg，逐步加量，其剂量一般不受限制，必要时可静脉给药。托拉塞米、布美他尼的口服生物利用度更高。噻嗪类利尿剂仅适用于有轻度液体潴留、伴有高血压且肾功能正常的心力衰竭患者。托伐普坦对顽固性水肿或低钠血症者疗效更显著，推荐用于常规利尿剂治疗效果不佳、有低钠血症或有肾功能损害倾向的患者。

（6）伊伐布雷定：通过特异性抑制心脏窦房结起搏电流（I_f），减慢心率。有症状的窦性心律 HFrEF 患者，合并以下情况之一可加用伊伐布雷定：① β 受体阻滞剂已达到目标剂量或最大耐受剂量，心率仍≥ 70 次 /min；②心率≥ 70 次 /min，对 β 受体阻滞剂禁忌或不能耐受者。

（7）洋地黄类药物：洋地黄类药物通过抑制 Na^+/K^+–ATP 酶，产生正性肌力作用，增强副交感神经活性，减慢房室传导。对于已应用利尿剂、ACEI/ARB/ARNI、β 受体阻滞剂和醛固酮受体拮抗剂，仍持续有症状的 HFrEF 患者可加用。采用维持量疗法，每日地高辛 0.125 ～ 0.25mg，老年、肾功能受损者、低体重患者可 0.125mg，每日 1 次或隔日 1 次，应监测地高辛血药浓度，建议维持在 0.5 ～ 0.9μg/L 之内。

3. 非药物治疗

心脏再同步化治疗（CRT）、植入心律转复除颤器（ICD）治疗，以及兼有两者功能的心脏再同步治疗除颤器（CRT–D）可酌情使用。

4. 心衰各个阶段的处理

阶段 A：应积极控制各种危险因素，治疗高血压、冠心病、糖尿病等。有多重危险因素者可应用 ACEI 类或 ARB 类药物。

阶段 B：除阶段 A 的措施外，对于心肌梗死后或 LVEF 低下者，可用 ACEI 或 β 受体抑制剂。

阶段 C：除采取适用阶段 A 和 B 的措施外，常规应用利尿剂、ACEI、β 受体抑制剂，还可酌情应用螺内酯等药物。

阶段 D：除上述措施外，还需应用特殊干预方法。

二、急性心衰

急性心衰是由多种病因引起的急性临床综合征，心衰症状和体征迅速发生或急性加重，伴有血浆脑钠肽水平升高，常危及生命，需立即进行医疗干预，通常需要紧急入院。急性心衰可分为急性左心衰和急性右心衰。后者较少见，往往由急性右心室梗死或大面积肺梗死所致。急性左心衰则较为常见，是由于各种心脏疾病引起的急性左心室心肌收缩力显著降低，或表现为心室负荷加重或左心房排血受阻，导致左心室排血不足，肺循环压力急剧升高，发生肺淤血。本节主要讨论急性左心衰。

急性心衰是年龄＞ 65 岁患者住院的主要原因，其中 15% ～ 20% 为新发心衰，大部分为原有慢性心衰的急性加重，即急性失代偿性心衰。急性心衰预后很差，住院病死率约 12%，1 年再住院率约 45%，1 年病死率约 22%。

临床表现

（1）病史、症状及体征：大多数患者既往有心血管疾病及心血管病危险因素。呼吸困难是该病最主要的表现，根据病情的严重程度表现为劳力性呼吸困难、夜间阵发性呼吸困难、端坐呼吸等。查体可发现心脏增大、舒张早期或中期奔马律、P_2亢进、肺部干湿啰音、体循环淤血体征（颈静脉充盈、肝颈静脉回流征阳性、下肢和骶部水肿、肝大、腹腔积液）。

（2）急性肺水肿：突发呼吸困难伴端坐呼吸，心尖部常可闻及奔马律，两肺满布湿啰音和哮鸣音，呼吸衰竭（低氧高碳酸血症）、呼吸频率＞25次/min。

（3）心源性休克：在血容量充足的情况下存在低灌注的临床表现，例如四肢湿冷、少尿［尿量＜0.5mL/（kg·h）］、意识状态改变、脉压变小、代谢性酸中毒（pH＜7.35）、血清乳酸升高（＞2mmol/L）。

鉴别诊断

根据典型的症状和体征，有的患者还有基础心脏病的病史和表现，诊断一般不困难。需与重度发作的支气管哮喘相鉴别，此症患者多有反复发作史，肺部主要为哮鸣音、干啰音，很少表现为湿啰音，也无大量泡沫样血痰。还需与成人急性呼吸窘迫综合征（ARDS）相鉴别，此种患者的呼吸困难与体位关系不大，血痰呈稀血水样而非泡沫样，且无颈静脉怒张、奔马律等。急性左心衰伴心源性休克时需与其他原因所致的休克相鉴别。心源性休克常伴发肺淤血和肺水肿，其他原因的休克则不可能存在此种伴发现象。

治疗方案及原则

1. 一般处理

（1）调整体位：静息时呼吸困难明显者，应取半卧位或端坐位，双腿下垂以减少回心血量，降低心脏前负荷。

（2）吸氧：无低氧血症的患者不应常规吸氧。当血氧饱和度（SpO_2）< 90% 或动脉血氧分压（PaO_2）< 60mmHg 时，应给予氧疗，使患者 SpO_2 ≥ 95%（伴 COPD 者 SpO_2 > 90%）。方式：①鼻导管吸氧：低氧流量（1 ～ 2L/min）开始，若无 CO_2 潴留，可采用高流量给氧（6 ～ 8L/min）；②面罩吸氧：适用于伴呼吸性碱中毒的患者。

（3）镇静：阿片类药物，如吗啡可缓解焦虑和呼吸困难，急性肺水肿患者可谨慎使用。密切观察疗效和呼吸抑制的不良反应。伴有明显和持续低血压、休克、意识障碍、COPD 等患者禁用。苯二氮䓬类药物是较为安全的抗焦虑和镇静药物。

2. 容量管理

肺淤血、体循环淤血及水肿明显者应严格限制饮水量和静脉输液速度。不合并明显低血容量因素（如大出血、严重脱水、大汗淋漓等）者，每日摄入液体量一般宜在 1500mL 以内，不宜超过 2000mL。保持每日出入量负平衡约 500mL，严重肺水肿者水负平衡为每日 1000 ～ 2000mL，甚至可达 3000 ～ 5000mL，以减少水钠潴留，缓解症状。3 ～ 5 日后，如肺淤血和体循环淤血明显消退，应减少水负平衡量，逐渐过渡到出入量大体平衡。在负平衡下应注意防止发生低血容量、低钾血症和低钠血症。

3. 药物治疗

（1）利尿剂：有液体潴留证据的急性心衰患者均应使用利尿剂。首选静脉袢利尿剂，应及早应用。既往没有接受过利尿剂治疗的患者，宜先静脉注射呋塞米 20 ～ 40mg（或等剂量其他袢利尿剂，如托拉塞米 10 ～ 20mg）。如果长期使用口服襻利尿剂治疗，最初静脉剂量应加倍。推荐每日静脉注射 2 ～ 3 次或连续输注，如果反应不足则增加剂量。有低灌注表现的患者应在纠正后，再使用利尿剂。需监测患者淤血或低灌注的症状、尿量、体重、肾功能和电解质。当治疗后 2h 尿钠含量＞ 50 ～ 70mmol 和（或）在起初的 6h 内尿钠含量＞ 100 ～ 150mL/h，则可认为对利尿剂反应良好。

（2）血管扩张药：血管扩张药可以降低心脏的前、后负荷。收缩压是评估患者是否适宜应用此类药物的重要指标。收缩压＞ 90mmHg 的患者可考虑使用，尤其适用于血压＞ 110mmHg 的急性心衰患者，可考虑作为起始治疗药物；收缩压＜ 90mmHg 或出现症状性低血压时禁用。左心室肥厚或主动脉瓣狭窄的患者慎用。HFpEF 患者因对容量更加敏感，使用血管扩张药时应谨慎。过度减少前、后负荷可能会导致低血压，因此应用过程中需密切监测血压，根据血压情况调整维持剂量。

硝酸酯类药物适用于急性心衰合并高血压、冠心病心肌缺血、明显二尖瓣反流的患者。紧急时亦可选择舌下含服硝酸甘油。硝普钠适用于严重心衰、前后负荷增加及伴肺淤血或肺水肿的患者，特别是高血压危象、急性主动脉瓣反流、急性二尖瓣反流和急性室间隔穿孔合并急性心衰等需快速减轻前、后负荷的疾病。硝普钠使用≤ 72h，停药应逐渐减量，并加用口服血管扩张药，以避免反跳现象。重组人脑钠肽通过扩张静脉和动脉（包括冠状动脉）降低前、后负荷，同时具有一定促进钠排泄、利尿及抑制肾素－血管紧张素－醛固酮系统和交感神经系统的作用，适用于急性失代偿性心衰。该药对于急性心衰患者安全，可明显改善患者血流动力学和缓解呼吸困难的症状。

（3）正性肌力药物：适用于左心室收缩功能不全、低血压（收缩压＜ 90mmHg）和心排血量低导致组织器官灌注不良的患者。短期静脉应用正性肌力药物可增加心排血量，升高血压，缓解组织灌注不良，维持重要脏器的功能，出于安全性考虑，不推荐将正性肌力药物作为常规治疗，除非患者存在低血压和灌注不良的证据。多巴酚丁胺和多巴胺通过兴奋心脏 β1 受体产生正性肌力作用；磷酸二酯酶通过抑制环磷酸腺苷（cAMP）降解，升高细胞内 cAMP 浓度，增强心肌收缩力，同时有直接扩张血管的作用，主要药物为米力农和奥普力农。左西孟旦是钙增敏剂，通过与肌钙蛋白 C 结合产生正性肌力作用，不影响心室舒张，还具有扩张血管的作用。正在应用 β 受体阻滞剂的患者不推荐应用多巴酚丁胺和多巴胺，此类患者建议使用左西孟旦。

（4）血管收缩药：对外周动脉有明显缩血管作用的药物，如去甲肾上腺素、肾上腺素等，适用于应用正性肌力药物后仍合并明显低血压状态者，以升高血压，维持重要脏器灌注。由于这些药物会引起左心室后负荷增大，因此需要考虑与正性肌力药物联合使用，特别是对于晚期心衰患者和心源性休克患者。

（5）洋地黄类药物：可轻度增加心排血量、降低左心室充盈压和改善症状。主要适应证是心房颤动伴快速心室率（＞ 110 次 /min）的急性心衰。使用剂量为地高辛 0.25 ～ 0.5mg，2 ～ 4h 后可再用 0.25mg。AMI 后 24h 内应尽量避免使用。

（6）预防静脉血栓：建议用于肾静脉血栓和肺栓塞发生风险较高且无抗凝治疗禁忌证的患者，可选择低分子肝素或非维生素K拮抗剂口服抗凝药。

（7）改善预后的药物：慢性HFrEF患者出现失代偿和心衰恶化，如无血流动力学不稳定或禁忌证，应继续原有的GDMT方案，根据病情适当调整用量。与住院期间停药比较，不间断治疗可降低出院后死亡和再住院的风险。如血流动力学不稳定（收缩压＜85mmHg，心率＜50次/min），血钾＞5.5mmol/L或严重肾功能不全时应停用，在出院前应尽可能重启这些药物。对于新发心衰患者，应在血流动力学稳定后，给予改善心衰预后的药物。

4. 非药物治疗

（1）机械通气：①无创呼吸机辅助通气：有呼吸窘迫者（呼吸频率＞25次/min，SpO_2＜90%）应尽快给予无创通气。可采用持续气道正压通气和压力支持通气两种模式。无创通气不仅可减轻症状，而且可降低气管内插管的概率。无创正压通气可使血压下降，使用时应监测血压，低血压患者需谨慎使用。②气管插管和人工机械通气：适用于低氧血症（PaO_2＜60mmHg）、$PaCO_2$＞50mmHg和酸中毒（pH＜7.35）的呼吸衰竭，经无创通气治疗不能改善者。

（2）肾脏替代治疗：高容量负荷（如肺水肿或严重外周水肿）且存在利尿剂抵抗的患者可考虑超滤治疗。难治性容量负荷过重合并以下情况时可考虑肾脏替代治疗：液体复苏后仍然少尿；血钾＞6.5mmol/L；pH＜7.2；血尿素氮＞25mmol/L；血肌酐＞ 300mmol/L。肾脏替代治疗可能造成与体外循环相关的不良反应，如生物不相容、出血、凝血、血管通路相关并发症、感染、机械相关并发症等。应避免造成新的内环境紊乱。

（3）主动脉内球囊反搏（IABP）：可有效改善心肌灌注，降低心肌耗氧量，增加心排血量。适应证：①急性心肌梗死或严重心肌缺血并发心源性休克，且不能由药物纠正；②伴血流动力学障碍的严重冠心病（如急性心肌梗死伴机械并发症）；③心肌缺血或急性重症心肌炎伴顽固性肺水肿；④作为心脏恢复的过渡治疗、左心室辅助装置或心脏移植前的过渡治疗。

第四章　心律失常

第一节　心律失常的中医诊疗

心律失常，在中医学属于“心悸”的范畴。心悸病是指多种原因导致心脏体用受损，心神不宁，开合失调，引起心脏急剧跳动，惊恐不安，不能自主为主要表现的一种病证。因惊恐、劳累而发作，时作时止。发作时常伴有气短、胸闷，甚至眩晕、喘促、晕厥；脉象或数，或迟，或节律不整。张仲景在《伤寒杂病论》中提出“心动悸”“心下悸”“心中悸”“惊悸”等病症，如“太阳病，小便利者，以饮水多，必心下悸”“寸口脉动而弱，动即为惊，弱则为悸”“发汗过多，其人叉手自冒心，心下悸”“伤寒，脉结代，心动悸，炙甘草汤主之”，他认为“悸”的形成不外乎惊扰、水饮、虚劳及汗后受邪等。《医学见能》曰：“心惊而惕，神魂不能自主者，心虚而气浮也，宜桂枝龙牡汤。”《诸病源候论》曰：“风惊悸者，由体虚，心气不足，心之腑为风邪所乘；或恐惧忧迫，令心气虚，亦受于风邪。风邪搏于心，则惊不自安。惊不已，则悸动不定。”

根据本病的临床表现，凡由各种原因引起的心律失常，如心动过缓、过速，心律失常及异位心律等，具有心悸临床表现的，均可参考本方案辨证施治。

病因病机

外感六淫：《黄帝内经》即已认识到心悸的发病与外感六淫有关，认为风、寒、湿、热是心悸的常见外因，如《素问·痹论》云：“风寒湿三气杂至，合而为痹也……脉痹不已，复感于邪，内舍于心……心痹者，脉不通，烦则心下鼓。”

内伤七情：心为君主之官，灵应万物，清净虚灵而主藏神。七情过极，故致心神不安。《类证治裁》指出，“如思虑郁损心营，而为怔忡惊悸者，逍遥散或益营煎”。《医学正传》指出“因怒气伤肝”或“因惊气入胆”皆可导致心悸。

饮食不节：《金匮要略》认为“食少饮多，水停心下，甚者则悸”，清代李用粹提出“膏粱厚味，积成痰饮”，亦可导致心悸。

正气虚弱：气血阴阳皆虚，心失所养，故见惊悸不安。《伤寒杂病论》曰：“伤寒，脉结代，心动悸，炙甘草汤主之。”以方测证，这里的“心动悸”当属心之阴阳气血俱虚、心失所养、鼓动无力所致。

综上，心悸病的发生常因感受外邪，邪气留恋，损伤心脉或七情过激，抑郁忿怒，郁而化火，挟痰内扰心神；或饮食不节或肝木克犯脾土，脾虚痰湿内蕴，痰浊瘀阻心脉，心神失养；或与平素体质不强，心气怯弱，脏腑虚损等有关；或久病心血不足，或忧思过度，劳伤心脾，使心神不能自主，发为心悸；或肾阴肾精亏虚，水火不济，虚火妄动，上扰心神或精虚神失所养而致病；或脾肾阳虚，不能蒸化水液，停聚为饮，上犯于心，心阳被遏，心脉痹阻，而发本病。其他疾病迁延不愈，或失治误治，致使正气受损，或邪气乘之，亦可导致心悸。

诊断要点

以心悸为首发症状，伴见胸闷、胸痛、气短、乏力、汗出等症状。

脉象或数或迟，或乍疏乍数，或见结、代、促、涩等脉。

体检或心电图、心肌酶学检查等有助于诊断。

鉴别诊断

真心痛：除心慌不安、脉结或代外，必以心痛为主症，多呈心前区或胸骨后刺痛，牵及肩胛两背，常因劳累、感寒、饱餐或情绪波动而诱发，多呈短暂发作，甚者心痛剧烈不止，唇甲紫绀或手足青冷至节，呼吸急促，大汗淋漓，直至晕厥，病情危笃。真心痛常与心悸合并出现。

奔豚：发作之时，亦觉心胸躁动不安，《难经・五十六难》称“发于少腹，上至心下，若豚状，或上或下，无时”为肾积。《金匮要略・奔豚气病脉证治》曰：“奔豚病，从少腹起，上冲咽喉，发作欲死，复还止，皆从惊恐得之。”故本病与心悸的鉴别要点为：心悸为心中剧烈跳动，发自于心；奔豚乃上下冲逆，发自少腹。

卑惵：《证治要诀・怔忡》描述卑惵症状为“痞塞不欲食，心中常有所歉，爱处暗室，或倚门后，见人则惊避，似失志状”。卑惵虽有心慌症状，但其病因为心血不足，一般无促、结、代、疾、迟等脉象出现，是以神志异常为主的疾病，与心悸不难鉴别。

辨证施治

1. 心虚胆怯证

主症：心悸，惶惶不安，时发时止，善惊易恐，或伴坐卧不安，多梦易醒，恶闻声响，食少，纳呆。

舌脉：舌体胖，舌质淡红，苔薄白，脉细略数或细弦。

治法：镇惊定志，养心安神。

方药:《医学心悟》安神定志丸加减。

基本方：党参 15g，茯苓 15g，远志 10g，石菖蒲 12g，茯神 30g，龙齿 30g（先煎），煅磁石 30g。

加减：心肾阴虚者，加天冬、地黄、熟地黄、五味子；心肾不交者，加黄连、肉桂。

2. 阴阳两虚证

主症：心悸，气短，体倦乏力，少寐多梦，心烦，自汗盗汗，口干。

舌脉：舌质红，苔少或苔薄水滑，脉细数无力。

治法：益气养阴，安神定志。

方药:《伤寒论》炙甘草汤。

基本方：炙甘草 15g，党参 15g，桂枝 9g，地黄 15～30g，麦冬 12g，炒酸枣仁 15g，火麻仁 10g，阿胶 9g（或鹿角胶 9g），生姜 10g，大枣 10g，甘松 15g 等。

加减：根据病情酌情加龙骨、牡蛎、龟甲。

3. 气血两虚证

主症：心悸，气短，倦怠乏力，头晕头沉，面色不华，腹胀纳呆，大便溏薄。

舌脉：舌体胖，舌质淡，边有齿痕，苔薄白或水滑，脉细弱结代。

治法：健脾养心，安神定志。

方药：《重订严氏济生方》归脾汤加减。

基本方：党参 15g，黄芪 20g，当归 10g，龙眼肉 10g，炒白术 12g，茯神 25g，制远志 9g，木香 9g，炒酸枣仁 15g，大枣 10g，焦麦芽 15g，炙甘草 15g，熟地黄 15g 等。

加减：伴恐惧、不寐者，加煅磁石、煅牡蛎；虚火上扰者，加黄连、淡竹叶。

4. 心阳不振证

主症：心悸不安，胸闷气短，动则尤甚，形寒肢冷，面色苍白。

舌脉：舌体胖，舌质淡暗，苔白水滑，脉象虚弱或沉细无力。

治法：温补心阳，安神定悸。

方药：《伤寒论》桂枝甘草龙骨牡蛎汤加减。心率缓慢者，加用复窦合剂（郭维琴教授经验方）。

基本方：桂枝 10g，炙甘草 10 ～ 15g，龙骨 30g（先煎），牡蛎 30g（先煎），人参 10g，黄芪 15 ～ 30g，麦冬 15g，山茱萸 15 ～ 30g 等。

复窦合剂基本组成：黄芪、党参、半夏、炙麻黄、淫羊藿、菟丝子、川芎、丹参等。

5. 痰火扰心证

主症：心悸，头晕，呕恶，口苦，痰多，气促，失眠多梦，大便干，小便黄。

舌脉：舌暗红，苔黄腻，脉滑数。

治法：清热化痰，宁心安神。

方药:《六因条辨》黄连温胆汤加味。

基本方：黄连6g，清半夏9g，陈皮9g，茯苓12g，枳实12g，竹茹9g，牡丹皮12g，郁金12g，远志9g，石菖蒲12g，瓜蒌15g，苦参9g，煅磁石30g等。

6. 气虚血瘀证

主症：心悸，胸闷，胸痛阵发，痛无定处，时欲太息，遇情志不遂时容易诱发或加重，或兼有脘胀闷，得嗳气或矢气则舒。

舌脉：舌质暗红，舌底脉络瘀紫，苔薄或薄腻，脉细弦涩。

治法：益气活血，解郁安神。

方药：双和散（蒲辅周教授经验方）加减。

基本方：人参10g（或党参30g），丹参15g，鸡血藤15g，血竭6g（可红花代），琥珀6g，石菖蒲20g，远志6g，茯神15g，香附15g，没药10g等。

加减：可酌加重镇敛阴安神药物，如龙骨、牡蛎各30g等；兼有气郁者，酌加夜交藤15g，合欢皮15g或合欢花10g。

辨证选择中成药

心脾两虚、心神失养证：可选归脾丸、补心气口服液。

气虚血瘀证：宜益气活血，可选用益心舒胶囊、心通口服液。

痰阻血瘀证：宜通阳泄浊、豁痰开结，可选用丹蒌片、降脂通脉胶囊。

寒凝心脉证：宜温经散寒、通阳止痛，可选用速效救心丸、麝香保心丸、心宝丸。

气阴两虚、心血瘀阻证：宜益气养阴、活血通络，可选用养心生脉颗粒、稳心颗粒。

中医综合疗法

1. 针刺

治法：益心安神，定悸止惊。

穴位：神门、内关、太冲、中脘、关元。

随证配穴：心胆气虚配心俞、胆俞；心脾两虚配心俞、脾俞、足三里；心肾不交配三阴交、太溪；心阳不振配膻中、气海；心脉痹阻配血海、列缺；阴虚配三阴交、太溪；痰湿内蕴配足三里、丰隆；阴虚火旺配三阴交、太冲。

操作：天地针以引气归元，安神定志。虚补实泻，留针 20 分钟，每 10 分钟行针 1 次，每日 1 次，7 次为 1 个疗程。

2. 艾灸

穴位：心俞、厥阴俞、中脘、关元、足三里。

操作：艾条灸 15 分钟，每日 1 次，7 次为 1 个疗程。

3. 穴位贴敷

心悸伴失眠用吴茱萸粉在涌泉穴进行夜间贴敷，每日 1 次，引火下行。

4. 耳穴压豆

耳穴（单耳）：心、肾、肝、耳神门、皮质下、交感、神经衰弱区、内分泌。

操作：用酒精棉球将耳郭消毒，用探棒在所选穴位区域找敏感点，用 0.5cm×0.5cm 的胶布贴压王不留行籽于敏感点上，嘱患者每日至少按压 3 次，每穴 3 ～ 5 分钟，至耳郭有胀痛发热的感觉，双耳交替使用，3 日更换 1 次。同时做好患者的心理疏导，嘱其调畅情志。

5. 点穴

心悸发作时，用中指指端点按内关、神门穴 3 ～ 5 分钟。

6. 食疗

宜进食安神定志的食物，如红枣、莲子、桂圆、百合、小麦等，煮粥。可采用食疗方法，如桂圆莲子百合粥。

第二节　心律失常的西医诊疗要点及原则

一、窦性心律失常

窦性心律失常主要包括窦性心动过速、窦性心动过缓、窦性停搏、窦房传导阻滞和病态窦房结综合征。

（一）窦性心动过速

正常窦性心律冲动起源于窦房结，随年龄、性别和体力活动等不同，窦性心律频率有所不同。成人窦房结的频率为 60 ～ 100 次 /min，6 岁以下幼儿可大于 100 次 /min，初生婴儿则可达 100 ～ 150 次 /min。窦性心律频率超过正常的上限，即称为窦性心动过速。窦性心动过速十分常见，通常都是自律性的增加，正常人在情绪激动、焦虑、饮酒、体力活动、运动、吸烟、喝茶或咖啡时可发生，病理状态如发热、甲状腺功能亢进、心力衰竭、贫血和休克，以及应用肾上腺素、异丙肾上腺素和阿托品等药物也可引起窦性心动过速。另有部分为窦房结折返性心动过速和不适当窦性心动过速。前者较少见，患者窦房结内存在与房室结双径路相似的纵向分离，窦房结及其结周组织构成折返回路，可由异位搏动引发心动过速。患者多存在基础心脏病，常见于冠状动脉粥样硬化性心脏病、风湿性心脏病和心肌病，可发生于任何年龄，尤其是伴窦房结病变的老年人。后者为发生于正常人群的非阵发性窦性心动过速，无明显的生理、病理诱因，静息时窦性心率增快，特征为持续心率增快且对最低耐量呈心率过度反应。其可能机制为窦房结自律性增加或窦房结自主神经调节异常，交感神经张力过度增高而迷走神经张力降低。

临床表现

（1）临床特点：患者常主诉心悸，心率＞100次/min，自律性增加者心率逐渐增快。窦房结折返性心动过速临床症状轻微或缺失，易情绪激动、体力负荷增加等，可有自主神经失调的表现。发作呈突发突止的特点，多由异位搏动引发，而不是由病理因素导致。心悸时可伴有恐惧及多尿。开始发作较少，之后逐渐增加。不适当窦性心动过速患者表现为持久的心悸，静息状态下心率≥100次/min，症状严重者近似晕厥，发作和终止均有移行过程。

（2）心电图特点：频率为100～180次/min，P波形态、激动顺序与窦性P波相同或相似。窦房结折返性心动过速发作之初可有心律失常，终止时可见PP间期逐渐延长（窦房折返环中的文氏现象），终止后间歇等于或略长于窦性周期。刺激迷走神经可使频率减慢，刺激停止后又恢复到原来水平。

诊断要点

具有上述临床表现及心电图特点。

诊断不适当窦性心动过速需确定症状与静息状态下或极易诱发的窦性心动过速有关，排除房性心动过速以及其他自律性增高的窦性心动过速。白天心率＞ 100 次 /min，夜间心率可正常。

治疗方案及原则

窦性心动过速一般不需要进行抗心律失常治疗。治疗应针对原发病，同时去除诱因。

症状明显者可选用 β 受体阻滞剂、维拉帕米或地尔硫䓬，持续心动过速者可选用 β 受体阻滞剂以减慢心率。

对症状较重的窦房结折返性心动过速和不适当窦性心动过速，可选择射频消融术治疗。

（二）窦性心动过缓

当窦性心律频率＜ 60 次 /min 时，称为窦性心动过缓。窦性心动过缓常伴有窦性心律失常。常见于健康成人，尤其是老年人、运动员。心率＜ 40 次 /min 者，主要由于迷走神经张力增高。药物如 β 受体阻滞剂、钙通道阻滞剂、洋地黄、胺碘酮以及镇静剂、拟胆碱能药物等也可引起心动过缓，其他原因包括自主神经功能紊乱、颅内疾患、严重缺氧、低温、高血钾和甲状腺功能减退等病理状态。窦房结病变如病态窦房结综合征、下壁心肌梗死等亦常发生窦性心动过缓。

临床表现

窦性心动过缓心率≥ 50 次 /min 时，患者通常无症状。心率过低可因心排血量减少而导致血压降低，患者有头晕、乏力、眼花甚至晕厥症状，严重者可诱发心绞痛或心力衰竭。

窦性心律，P 波形态与正常窦性 P 波一致，心率< 60 次 /min，常伴有窦性心律失常，严重者可出现逸搏心律。

诊断要点

伴或不伴心动过缓。

心电图或动态心电图平均心率< 60 次 /min。

治疗方案及原则

如果患者无症状可以不治疗。

因心动过缓出现心排血量不足症状时，可应用阿托品、异丙肾上腺素等药物，同时积极治疗原发病，去除引起窦性心动过缓的原因，但长期药物治疗往往效果不确切，易产生副作用。

药物治疗无效，或者需应用负性变时作用药物时，应植入永久起搏器。

（三）窦性停搏、窦房传导阻滞

窦房结在一个或多个心动周期中不能产生冲动，以致未能激动心房或整个心脏时，称为窦性停搏或窦性静止。迷走神经张力增高（如压迫颈动脉窦、刺激咽部、气管插管等）或颈动脉窦过敏窦性停搏可随时发生，急性心肌梗死、脑血管意外、麻醉、缺氧和窦房结自身病变等亦可导致窦性停搏。也有由奎尼丁、乙酰胆碱、钾盐和洋地黄类药物导致的窦性停搏者。

窦房结发出的冲动传导至心房时发生延缓或阻滞，部分或全部不能到达心房，引起心房和心室停搏，称为窦房传导阻滞。迷走神经张力增高、颈动脉窦过敏、急性下壁心肌梗死、心肌病、洋地黄或奎尼丁中毒、高血钾时，可发生窦房传导阻滞。

临床表现

（1）临床特点：长时间窦性停搏无逸搏发生时，患者会出现头晕、抽搐或短暂意识障碍，严重者可出现 Adams-Stokes 综合征甚至死亡。

（2）心电图特点：①窦性停搏心电图表现为较正常的 PP 间期显著长的间期内无 P 波产生，或 P 波与 QRS 波均无，长的 PP 间期与基本窦性 PP 间期无倍数关系。长间歇后可出现交界性或室性逸搏。②窦房传导阻滞按其程度可分为一度、二度和三度。由于体表心电图不能显示窦房结电活动，因而诊断一度窦房传导阻滞、三度窦房传导阻滞与窦性停搏鉴别困难，只有二度窦房传导阻滞可以从心电图上表现出来。二度窦房传导阻滞分为莫氏Ⅰ型（文氏）传导阻滞和莫氏Ⅱ型传导阻滞。文氏传导阻滞表现为 PP 间期逐渐缩短，直至脱落，出现一次长 PP 间期，此长 PP 间期短于基本 PP 间期的 2 倍，应与窦性心律失常相鉴别。莫氏Ⅱ型传导阻滞表现为 P 波之间出现长间歇，是基本 PP 间期的倍数，由此可与窦性停搏区别。窦房传导阻滞可出现交界性或室性逸搏心律。

诊断要点

具有上述临床表现及心电图特点，如窦性停搏、心电图长时间无 P 波。

治疗方案及原则

分别参考窦性心动过缓、病态窦房结综合征。

（四）病态窦房结综合征

病态窦房结综合征，简称病窦综合征，是窦房结或其周围组织病变导致功能减退，使窦房结冲动形成或向心房传导障碍，产生多种心律失常和多种症状的临床综合征，包括窦性心动过缓、窦性停搏、窦房传导阻滞和慢快综合征。该病常合并心房自律性异常和房室传导阻滞。冠心病、胶原病、心包炎、淀粉样变性、纤维化和脂肪浸润、退行性病变、心脏手术等均可损害窦房结，使窦房结与心房的连接中断。迷走神经张力增高、蛛网膜下腔出血、药物毒性（洋地黄、奎尼丁、β 受体阻滞剂等）以及高血钾均可引发病态窦房结综合征。

临床表现

（1）临床特点：发病年龄不限、病程不一，患者表现为与心动过缓、心动过速有关的症状。①心动过缓所致症状：以脑、心、肾等脏器供血不足（尤其是脑血供不足）症状为主。轻者乏力、反复发作的头昏、眼花、失眠、胸痛、心悸、胸闷、记忆力差、反应迟钝或易激动等，易被误诊为神经症，老年人还易被误诊为脑血管意外或衰老综合征。严重者可引起短暂黑矇、近乎晕厥、晕厥、抽搐或 Adams-Stokes 综合征发作。心排血量过低严重影响肾脏等脏器灌注，还可致尿少、消化不良。②心动过速所致症状：部分患者合并短阵室上性快速性心律失常发作，即慢快综合征。快速性心律失常发作时，心率可突然加速，> 100 次 / min，持续时间长短不一，患者可有心悸、心绞痛等症状，心动过速突然中止后可有心脏停搏伴（或不伴）晕厥。③原有心脏病症状加重，引起心力衰竭，可因冠状动脉供血不足表现为心悸、胸闷、气促、心绞痛甚至心肌梗死等症状。

（2）心电图特点：心电图可表现为非药物引起的严重而持久的窦性心动过缓、窦性停搏或窦房传导阻滞、交界性或室性逸搏心律、房室传导阻滞、慢快综合征（缓慢性心律失常与快速性心律失常交替出现，后者多为心房扑动或心房颤动以及房性心动过速），快速性心律失常自动停止后，窦性心律一般于> 2s 的间歇后出现。病态窦房结综合征合并房室结病变患者心电图表现为房室交界区逸搏延迟出现（逸搏周期> 1.5s）、房室交界区逸搏心律过缓（交界区心率< 40 次 /min）、房室传导阻滞，偶见合并束支传导阻滞。动态心电图检查可有与症状相关的显著心动过缓。

诊断要点

临床症状即心电图的典型表现可确定诊断。

（1）动态心电图记录到与晕厥等症状相关的显著心动过缓，可提供有力的证据。

（2）固有心率测定值低于正常值。

（3）阿托品试验或运动试验不能使心率明显增加，存在窦房结变时功能障碍。

（4）食管调搏或心内电生理检查测定窦房结恢复时间或窦房传导时间异常，但敏感性和特异性较差，临床意义不大。

（5）除外生理性如老年、睡眠或运动员心动过缓，以及药物和甲状腺功能减退等其他病理状态。

治疗方案及原则

患者无明显心动过缓相关症状，可不必治疗，但需定期随访观察。

有症状的病态窦房结综合征患者应接受起搏治疗，如不伴房室传导异常，可选用心房单腔起搏，否则应选用双腔起搏以维持正常的房室激动顺序。部分单独窦房结病变患者会逐渐进展为双结病变，窦房结功能不良的患者应植入频率适应性起搏器。

慢快综合征患者，使用抗心律失常药物以及洋地黄等药物会加重心动过缓或房室传导阻滞，可在起搏治疗后应用抗心律失常药物，或行射频消融治疗心动过速。

二、房性心律失常

（一）房性期前收缩激动

起源于窦房结以外的心房组织。正常成年人 24 小时心电监测，约 60% 的患者有房性期前收缩，各种器质性心脏病患者亦常发生房性期前收缩。

诊断

房性期前收缩依靠心电图诊断，心电图表现为与窦性 P 波不同的房性期前收缩的 P 波提前发生。发生很早的房性期前收缩可重叠于前面的 T 波之上，且不能下传心室，易被误认为窦性停搏或窦房传导阻滞。房性期前收缩常伴不完全性代偿间期，少数房性期前收缩由于不能扰乱窦房结的节律，而伴完全性代偿间期。

治疗

房性期前收缩通常不需治疗，当有明显症状或诱发室上性心动过速时应予治疗。首先，应避免吸烟、饮酒、饮咖啡等，治疗药物包括镇静剂和 β 受体阻滞剂等，必要时可选择普罗帕酮、莫雷西嗪等。

（二）房性心动过速

局灶性房性心动过速（简称房速）定义为激动规律性地起源自心房很小的区域，然后离心地扩布，并于此后心动周期内很长的时间内无心内膜的激动，心房率通常为 100 ～ 250 次 /min。

临床表现

症状表现为心悸、眩晕、胸痛、呼吸困难、疲乏及晕厥。儿童可出现进食困难、呕吐及呼吸急促。局灶性房速多呈短阵性、阵发持续性，少数呈无休止性发作。呈短阵性发作或持续时间短的房速，患者很少有症状。局灶性房速患者的临床过程一般为良性，但无休止性发作可以导致心律失常性心肌病。

鉴别诊断

（1）心电图检查：局灶性房速时，心电图常表现为长 RP’心动过速，如出现房速伴房室传导阻滞，则可以排除阵发性室上速。

心电图 P’波形态与房速的起源部位：根据局灶性房速时体表 12 导联心电图的 P’波形态，可以初步判定其起源部位。P’波在Ⅰ和 aVL 导联呈负相，或 V_1 导联呈正相，提示左房起源。此外，下壁导联 P’波呈负相，提示激动呈由足部向头部方向传导；下壁导联 P’波呈正相，提示激动呈由头部向足部方向传导。起源于高位终末嵴或有上肺静脉房速的 P’波形态可以与窦性心律的 P 波形态相似。然而前者在 V_1 导联的 P’波多呈正相。

（2）心内电生理检查：心内电生理检查表现为心房激动是从一个局灶点呈放射状传导，心内膜的激动不占据整个心房激动周长，为局灶性房速的显著特点。常规的心内电生理检查方法可以通过以下特征做出诊断：①在房速时，能标测到较体表心电图 P’波明显提前和比其他心房部位更早的局部最早心房激动点；②心房激动顺序符合从该局部最早心房激动点呈单一的放射状和规律性传导；③在该局部行心房 S1S1 刺激的激动顺序与房速时完全相同；④在局灶点行单点消融可以终止心动过速发作；⑤排除大折返机制的房速。三维标测系统可直观展现房速的激动顺序，可见激动从最早起源点向周围传播。

治疗

（1）房速急性发作伴血流动力学不稳定可采取同步直流电复律，血流动力学稳定可采用抗心律失常药物复律，或应用药物控制心室率。导管消融术是局灶性房速患者的治疗首选。

（2）大折返性房速少见，其机制是绕固定解剖障碍或功能性障碍区的折返，起搏拖带标测和三维电生理标测有助于明确折返性房速的机制和折返路径。

（3）多源性房速为一种不规律的房速，其特点是 P 波形态多变（3 种或 3 种以上）、频率不一、节律不整，有时不易与房扑鉴别。这种心律失常的最常见原因是肺部疾病，其次是代谢或电解质紊乱和洋地黄过量。抗心律失常药物很少有效，部分病例钙通道阻滞剂有效。由于存在严重的肺部疾病，因此通常禁忌使用 β 受体阻滞剂，治疗一般针对原发的肺部疾病和（或）纠正电解质紊乱。慢性期治疗可以应用非二氢吡啶类钙通道阻滞剂，而电复律、抗心律失常药物或导管消融治疗均无效。

（三）心房扑动

心房扑动（房扑）是一种常见的快速性房性心律失常。多合并器质性心脏病，发病率约为 88/（10 万人 · 年），发病率随年龄增长而显著增加。

分类

Ⅰ型房扑，又称典型房扑，心房率为 240 ～ 350 次 /min，可以被心房起搏拖带；Ⅱ型房扑，又称不典型房扑，心房率＞ 350 次 /min，常可转化为心房颤动，不可以被心房起搏拖带。根据心房的激动顺序，Ⅰ型房扑可分为逆时针向房扑和顺时针向房扑。

临床表现

患者常有心悸、呼吸困难、乏力或胸痛等症状，房扑 1 ∶ 1

下传会引起极快速室率，可导致心力衰竭、心肌缺血、晕厥和心动过速性心肌病。此外，房扑时心房机械收缩功能降低，增加了心房血栓形成引起血栓栓塞的风险。

鉴别诊断

（1）心电图检查：逆时针方向房扑下壁导联 F 波向下，而 V_1 导联 F 波向上，V_6 导联 F 波向下；顺时针方向房扑下壁导联 F 波向上。

（2）心内电生理检查：多极电极的激动标测显示逆时针方向房扑表现为右心房游离壁从头部到足部的方向激动，而顺时针方向房扑表现为从足部到头部的方向激动。拖带标测有助于明确房扑的折返路径，通常以小于房扑周长 10 ～ 30ms 的周长起搏，如果心电图 F 波的形态没有变化，起搏后间期与房扑的周长相差 ＜ 20ms，刺激间期与激动间期相等，即可诊断为折返性心动过速。

治疗

房扑急性发作伴血流动力学不稳定或出现心力衰竭可采取同步直流电复律，血流动力学稳定可采用抗心律失常药物复律，或应用药物控制心室率。导管消融术是典型房扑的一线治疗。

（四）心房颤动

心房颤动（简称房颤）是一种以心房电活动极度紊乱而损及机械功能为特点的室上性快速性心律失常，其在心电图上表现为固有 P 波消失，而代之以大小形态及频率均多变的快速颤动波。房颤分为初发房颤和反复发作房颤。初发房颤定义为首次出现的房颤，不论其有无症状和能否自动复律。房颤发作＞2次则称为反复发作的房颤，包括阵发性房颤、持续性房颤和永久性房颤。阵发性房颤指能自行转复、持续时间＜7d的房颤，一般＜48h。持续性房颤为持续时间＞7d的房颤，一般不能自行转复，需要进行药物或电复律，既可以由阵发性房颤发展而来，也可以是房颤的首次表现。永久性房颤是指复律失败或非复律适应证或复律24h内复发的房颤。

临床表现

临床表现无特异性的诊断价值，房颤的症状取决于发作时的心室率、心功能、伴随的疾病、房颤持续时间，以及患者对症状的敏感性等多种因素。大多数患者有心悸、呼吸困难、胸痛、疲乏、头晕和黑矇等症状，心房脑钠肽的分泌增多还可引起多尿。部分房颤患者无任何症状，而在偶然的机会或者当出现房颤的严重并发症（如卒中、栓塞或心力衰竭）时才被发现。同一患者既可存在症状性房颤发作，也可发生无症状性房颤。

鉴别诊断

记录到房颤发作时的心电图是诊断房颤的重要标准。如果房颤发作不甚频繁，可使用动态心电图；如果发作不频繁，事件记录仪对记录房颤发作的心电图资料有帮助。

治疗

1. 心律转复，窦律维持

药物转复房颤：药物复律主要用于新近发生的房颤，特别是

48h 以内的阵发性房颤。Ⅰ类和Ⅲ类抗心律失常药可以有效复律，氟卡尼、普罗帕酮、索他洛尔等可作为无器质性心脏病的阵发性房颤维持窦性心律的起始治疗药物，胺碘酮、普鲁卡因胺、多非利特等可作为阵发性房颤的二线治疗药物。

体外直流电同步复律：体外（经胸）直流电复律可作为持续性（非自行转复的）房颤发作时伴有血流动力学恶化的患者的一线治疗。患者空腹 6h，去除义齿，去枕平卧，监测并记录心电图，吸氧，建立静脉通路，静脉应用短效镇静药物，使患者处于轻度麻醉状态。同时应做好心肺复苏的准备，选择 R 波明显的导联作为同步监护导联。首次复律能量至少 200J，如房颤持续，继续给予 360J，必要时可重复。房颤直流电复律前应用抗心律失常药物可进一步提高房颤转复成功率。

2. 控制房颤心室率

急性期患者心室率宜控制在 80 ～ 100 次 /min。病情较稳定者可口服 β 受体阻滞剂或非二氢吡啶类钙通道阻滞剂；对于症状较重的患者，需静脉应用维拉帕米或美托洛尔以延缓房室结传导；若患者出现严重的左室功能减退，则应用胺碘酮来控制心室率。

对房颤患者的心室率采取长期控制，可通过增加心室充盈时间和避免快速性心律失常来缓解症状，改善血流动力学。一般认为，严格的心室率控制标准（静息状态下＜ 80 次 /min，中等运动＜ 110 次 /min）相对于宽松的心室率控制标准（静息状态下＜ 110 次 /min）在降低死亡率、预防血栓形成、缓解症状等方面并未表现出明显的优势。在临床实践中，建议执行宽松的心室率控制标准，该标准可使患者就医次数减少、检查次数减少等优势，尤其是对于左室射血分数（LVEF）＞ 40%、无症状或症状轻微的持续性房颤患者，心室率控制标准为静息状态下＜ 110 次 /min。

3. 抗栓治疗

无论是阵发性房颤还是慢性永久性房颤患者均需抗栓治疗，除非存在抗栓治疗的禁忌证。抗栓治疗的选择应该依据血栓栓塞的风险，非瓣膜病房颤患者，推荐用卒中危险（CHA_2DS_2–VASc）评分评估卒中的风险；机械瓣膜置换后的房颤患者，推荐使用华法林抗凝。国际标准化比值（INR）的靶目标强度（2.0～3.0 或 2.5 ～ 3.5）应该依据人工瓣膜的类型和部位确定。既往有卒中、短暂脑缺血发作（TIA）或 CHA_2DS_2–VASc 评分≥ 2 的非瓣膜病房颤患者，推荐口服抗凝剂，选择药物包括华法林（INR 2.0 ～ 3.0），或用达比加群酯、利伐沙班或阿哌沙班。用华法林治疗的患者，在抗栓治疗的初期至少每周监测一次 INR，治疗稳定后（INR 在治疗范围）至少每月监测一次 INR。非瓣膜病房颤患者华法林不能维持 INR 于治疗范围，推荐使用直接凝血酶。人工机械瓣膜置换后房颤的患者，进行介入治疗需要中断华法林治疗，推荐用普通肝素或低分子肝素为桥接治疗。有关桥接治疗的决策应该权衡卒中和出血的风险。

房颤患者冠脉血管重建（介入或外科手术）后，CHA_2DS_2–VASc ≥ 2 时使用硫酸氢氯吡格雷（75mg/d）和口服抗凝剂而不用阿司匹林。

对于终末期慢性肾脏病或透析的房颤患者，不能用凝血酶达比加群酯或利伐沙班；人工机械瓣膜置换的房颤患者禁用直接凝血酶抑制剂达比加群酯。

4. 其他治疗方法

（1）起搏治疗：有房颤病史且因心动过缓需植入起搏器的患者，应选择生理性起搏器（双腔或心房）而非心室单腔起搏器。对于房室传导正常，但需要植入双腔起搏器的患者，应尽量延长房室延迟以减少心室起搏的成分，将起搏器设置为非心房跟踪模式（如 DDIR），或植入有减少心室起搏程序的起搏器。

（2）外科治疗：随着消融径线的简化和新器械的应用，外科手术治疗房颤的死亡率已经大大降低。房颤外科治疗的主要适应证：行其他心脏手术的症状性房颤，行其他心脏手术时经过选择的消融风险较低的无症状房颤，专门为治疗房颤而进行的外科手术仅限于症状性房颤而患者愿意接受外科手术、导管消融失败或不具有导管消融指征的房颤。

三、房室交界区性心律失常

（一）房室交界区性期前收缩

房室交界区性期前收缩又称为房室交界区性早搏，指起源于房室交界区域的期前激动。房室交界区域包括房室结、心房下部和希氏束，可见于无或有器质性心脏病的患者。

临床表现

患者可无症状，或有心悸、漏跳感等症状。当期前收缩发作频繁时，可有胸闷、头晕、乏力等症状。

诊断要点

该病可依据心电图诊断。心电图特征为：交界区提前出现的激动向上逆传至心房产生逆行 P 波，向下激动心室产生提前的 QRS 波；逆传 P 波出现在 QRS 波之前（PR 间期＜ 0.12s）、之后（PR 间期＜ 0.20s）或埋藏在 QRS 波之中；QRS 波多为正常形态，一般出现完全性代偿间歇，若存在室内差异性传导，则出现宽大畸形的 QRS 波，不易与室性期前收缩相鉴别。

治疗方案及原则

一般不需要治疗。如果期前收缩频发，患者有相关症状，可选择 β 受体阻滞剂、抗心律失常药或非二氢吡啶类钙通道阻滞剂。

（二）房室交界区性逸搏与逸搏心律

房室交界区逸搏或逸搏心律既可以是对迷走神经刺激的反应，也可以见于病理情况，如严重的心动过缓或房室传导阻滞，此时的房室交界区性逸搏和逸搏心律可替代高位节律点激动心室。房室交界区并不表现出自律性，为潜在的心脏起搏点。当窦房结的频率低于房室交界区，或者窦房结的冲动未能传导至房室交界区，后者可以发放冲动而引起逸搏，连续出现的逸搏形成逸搏心律。可见于心脏结构正常或有器质性心脏病的患者。

临床表现

患者可有胸闷、头晕、乏力等症状，与心动过缓有关。若心房收缩正逢三尖瓣处于关闭状态，查体时可见颈静脉搏动的大a波。

诊断要点

心电图特点：在长于正常窦性PP间期的间歇之后出现一个正常的QRS波，P波缺如，或可见逆行性P波位于QRS波之前或之后；有时也可以见到未下传到心室的窦性P波，即QRS波前有窦性P波，PR间期＜0.12s；房室交界区性逸搏的频率多为40～60次/min，QRS波形态多正常；有时也可见独立和缓慢的窦性P波，此时心房率慢于心室率，称为房室分离。

治疗方案及原则

根据具体情况进行个体化治疗，有些情况可能不需要任何治疗，但有些情况需应用增加逸搏频率和改善房室传导的药物或进行心脏起搏治疗。

（三）非阵发性房室交界区性心动过速

非阵发性房室交界区性心动过速与房室交界区自律性增高或触发活动有关，多见于急性下壁心肌梗死、心肌炎、心脏手术后，偶见于正常人。服用洋地黄过程中出现该症多提示洋地黄中毒；射频消融治疗阵发性房室结折返性心动过速过程中出现该症则提示消融部位为有效部位。

临床表现

患者可表现为阵发性心悸、胸闷、头晕以及原有心脏病症状加重，但一般没有明显的血流动力学改变。洋地黄中毒者还会出现洋地黄中毒的其他表现。

诊断要点

心电图特点：该症的发作渐始渐止，心率逐渐变化，心动过速频率多为 70 ～ 130 次 /min；QRS 波多呈室上性，其前或后可伴逆行 P 波，多呈规则节律。但洋地黄中毒常合并房室交界区文氏传导阻滞而表现为不规则的心室节律。多数情况下，心房活动由窦房结或心房异位节律点支配，表现为房室分离。

治疗方案及原则

首先应治疗基础疾病。血流动力学稳定的患者可以密切观察而无须特殊处理。若怀疑为洋地黄中毒，必须停用洋地黄，同时予钾盐、利多卡因等处理。

（四）房室结折返性心动过速

房室结折返性心动过速（AVNRT）是阵发性室上性心动过速的一种常见类型，占全部室上性心动过速病例的 40%～ 50%，一般不伴有器质性心脏病，可发生于不同年龄和性别。其发病机制是房室结内（或房室交界区）存在着电生理特性不同的两条传导通路，即房室结双径路，其中快径路表现为不应期长、传导速度快；慢径路表现为不应期短、传导速度慢。可分为慢 – 快型（常见型）和快 – 慢型（少见型）两种类型，前者冲动经慢径路下传，再经快径路逆传；后者冲动经快径路下传，再经慢径路逆传。

临床表现

症状与有无器质性心脏病、心动过速时的心室率以及发作持续时间有关。心动过速呈突发突止的特点，轻者可有心悸、胸闷、紧张和焦虑等症状；重者可出现心绞痛、心衰、晕厥，甚至休克。如果发作时心室率过快，或心动过速终止时未能及时恢复窦性心律可发生晕厥。查体时可见心率增快、第一心音强度固定和心室律绝对规则。不伴有器质性心脏病的患者通常预后良好。

诊断要点

心电图特点：起始突然，常由房性期前收缩诱发；QRS 波呈室上性；心率 130 ～ 250 次 /min，成人多为 150 ～ 200 次 /min，儿童可能更快，偶有低于 130 次 /min 的情况；慢 – 快型者 P 波常埋于 QRS 波内不易辨认，也可在 QRS 波起始形成假性 Q 波，或在 QRS 波终末形成假性 S 波或 R 波；快 – 慢型者可见逆行 P 波，R–P’＞ P’–R，少数患者由于心动过速频率过快可能出现 QRS 波电交替现象。

心内电生理检查：慢 – 快型表现为，心动过速可由心房程序电刺激反复诱发和终止；心动过速的发作时多伴有 A–H 间期的突然延长；心房程序刺激时有房室传导的“跳跃现象”，表明存在房室结双径路；由于折返环路位于房室结内，因此心房和心室本身并不参与折返环路的形成，因此心动过速时心房和心室可表现为 2 ∶ 1 房室传导阻滞；心室刺激显示逆行激动顺序正常，逆传的最早心房电活动位于房室结和希氏束区域。而快 – 慢型 AVNRT 在心内电生理检查时表现为房室结逆传跳跃现象，RP 间期大于 PR 间期，因此需要与房性心动过速以及慢旁路参与的房室折返性心动过速相鉴别。

治疗方案及原则

1. 心动过速急性发作的处理

选择治疗措施时应根据患者的病史、是否伴有器质性心脏病以及症状的耐受程度等综合考虑。

（1）刺激迷走神经：Valsalva 动作，颈动脉窦按压，双手用力握拳做下蹲动作，诱发恶心，或将面部浸于冷水中等。

（2）药物终止心动过速：静脉用药过程中应持续监测心电图变化。常用药物有腺苷、钙通道阻滞剂、洋地黄和 β 受体阻滞剂等，抗心律失常药虽能阻断快径路逆向传导，但很少用于室上性心动过速急性发作的处理，一般多用于预防阵发性室上性心动过速的复发。

（3）直流电复律：对血流动力学不稳定患者应尽早考虑电复律。电复律时使用的能量为 10 ～ 50J。

（4）经食管心房起搏：经食道心房起搏用于药物禁忌、药物无效和有电复律禁忌证的患者。

2. 预防复发

（1）药物预防：事先应评估患者是否有必要长期应用抗心律失常药物预防心动过速反复发作。对于心动过速偶发、发作持续时间短、发作时心率不是很快、症状不重的患者，可不必长期使用药物预防其发作。对于需要药物预防发作者，多首选毒副作用相对较小的药物，如洋地黄、长效钙通道阻滞剂、长效 β 受体阻滞剂等。

（2）导管射频消融：是根治阵发性室上性心动过速的成熟方法，具有安全、迅速和有效等优点。对于 AVNRT，目前主要采用阻断慢径路传导的方法，根治率达 95% 以上。导管射频消融根治 AVNRT 的主要风险是房室传导阻滞和心包压塞，这些并发症在有经验的心脏中心已极少发生，因此，导管射频消融可作为发作频繁、症状明显的患者的首选方法。

（五）预激综合征

预激综合征，又称 WPW 综合征，是指心电图上有预激表现，同时伴有心动过速发作的一组临床综合征。当心房和心室之间存在除房室结以外的具有快速传导特性的异常传导通路（房室旁路）时，心房冲动可经该异常通路提前激动（即所谓的预激）局部心室肌甚至整个心室肌。大多数患者不伴有心脏结构异常，部分患者可伴有心肌病和三尖瓣下移畸形、二尖瓣脱垂等先天性心脏病。

WPW 综合征患者伴有的心动过速有以下几种：①顺向型或正向房室折返性心动过速：心动过速时冲动经房室结下传心室，经旁路逆传心房形成折返，形成房室折返性心动过速；②逆向型或逆向房室折返性心动过速：心动过速时冲动经旁路下传心室，经房室结逆传心房，同时因心室经旁路激动产生宽大畸形的 QRS 波；③心房颤动（房颤）：房颤可能与心室激动经旁路逆传心房有关。WPW 综合征伴房颤时，由于心房激动同时经房室结和旁路前传，心室率的快慢和 QRS 波的畸形程度取决于旁路的电生理特性和激动心室成分的比例。

临床表现

房室旁路本身不会引起症状。心动过速的主要类型是房室折返性心动过速（约占80%），也可为房颤或心房扑动（房扑）。心动过速可以发生在任何年龄，在某些患者，随着年龄增加，发作会减少。房室折返性心动过速有突发突止的特点。心动过速的症状可因基础心脏疾病、心律失常类型、心室率以及发作持续时间等而轻重不一，发生房颤时可因极快的心室率和明显不规则的节律导致心衰，甚至发生猝死。

诊断要点

（1）窦性心律的心电图表现：PR间期＜0.12s；QRS波起始部有预激波，QRS波宽大畸形，部分导联QRS波宽度＞0.12s；ST-T呈继发性改变，方向通常与预激波或向量方向相反；旁路位置不同引起的心电图QRS波形态也不同，根据胸前导联，尤其是V_1导联将WPW综合征分为A、B两型，A型胸前导联的QRS波均为正向，提示为左侧旁路，B型V_1导联的QRS波负向而预激波正向，提示为右侧旁路。部分患者的心电图预激波间歇出现，为间歇性预激现象，由传导特性的变化造成。部分房室旁路不具有前向传导（心房到心室的传导）的特性，但具有逆向传导（心室到心房的传导）功能，窦性心律时心电图无预激现象，但由于具有逆向传导功能，故可通过室房传导引起阵发性室上性心动过速，这种旁路称为隐匿性旁路。

（2）心动过速的心电图表现：绝大多数患者的房室折返性心动过速表现为顺向型，此时QRS波形态正常，频率为150～250

次 /min，有时在 QRS 波后可见逆行 P 波。逆向型房室折返性心动过速 QRS 波宽大畸形，类似心室完全预激时的形态，需要与室性心动过速相鉴别。在极少数患者，由于存在多条房室旁路，心电图形态可能变化较多，不同旁路与房室结之间、不同旁路之间形成的折返环路会使心电图的表现更为复杂。房颤时冲动除经过房室结激动心室外，还可经旁路下传心室，出现不规则的 QRS 波节律和正常 QRS 波与宽大畸形 QRS 波并存或交替的现象。若旁路不应期很短，心室率可以极快，甚至演变为心室颤动，导致猝死。

（3）心内电生理检查：该检查可以明确心动过速的确切机制，同时可以明确旁路的类型、位置和数目，测定旁路的不应期以间接推测房颤和房扑时的心室率。主要适用于同时要求行导管射频消融治疗的患者。

治疗方案及原则

心电图上预激但从未有心动过速发作的患者可以不进行治疗，或先行心内电生理检查以对旁路的不应期特征做出评价。对于心动过速反复发作或有房颤发作病史的患者则需要治疗。对于血流动力学不稳定的室上性心动过速患者，心脏复律是首选的初始治疗策略。

（1）急性发作期的处理：①顺向型房室折返性心动过速可参考房室结折返性心动过速治疗原则处理，可静脉注射腺苷、维拉帕米或普罗帕酮终止心动过速。②伴有房颤或房扑的患者，应选用延长房室旁路不应期的药物，如胺碘酮、普罗帕酮或普鲁卡因胺，而洋地黄、利多卡因、维拉帕米会加速预激伴房颤时的心室率，应避免使用。出现频率很高的逆向型房室折返性心动过速，或房颤快速的心室率造成血流动力学不稳定者，应立即电复律。

（2）预防发作：导管消融术几乎是所有症状性室上性心动过速患者的首选治疗策略。导管射频消融是根治 WPW 综合征的有效方法，由于成功率高（> 98%）、复发率低（< 5%），并且安全（严重并发症发生率< 1%），已成为治疗 WPW 综合征的首选方法。该方法特别适用于心律失常反复发作、药物预防效果不佳或旁路不应期短，以及不愿意长期服用药物预防心动过速发作的患者。对于不接受导管射频消融的患者，可选用抗心律失常药、胺碘酮或索他洛尔。

四、室性心律失常

（一）室性早搏和非持续性室性心动过速

室性早搏（VPB）是最为常见的心律失常，健康人群检出率为 5%（常规心电图）～ 50%（动态心电图），非持续性室性心动过速（NSVT）在健康人群中检出率为 1%～ 3%。二者既可发生在有器质性心脏病的患者中，也可发生在无器质性病变的人群中，随年龄及心脏病变程度（如心肌梗死急性期及心功能不全）的增加而增加。二者的预后意义取决于有无基础性心脏病及其类型和严重程度，对患者进行合理的危险分层需要结合具体临床情况。通常无器质性心脏疾病的 VPB 和 NSVT 预后良好，被认为是良性的，但最近的研究表明，过于频繁的 VPB（如 24 小时超过 10 000 次或超过总心率的 20%）可以导致左心室收缩功能损害，甚至出现心律失常性心肌病；有些被认为良性的 VPB 存在潜在恶性，导致室速、室颤的发生。另外一些 VPB 则为恶性，如 R-on-T 型 VPB 与室颤相关。急性心肌梗死前 1 ～ 2 天内出现的 VPB 和 NSVT 通常不认为增加心源性死亡和猝死的危险，而 1 个月后的复杂 VPB 和 NSVT 可能预示不良预后。NSVT 对于非缺血性扩张型心肌病和肥厚型心肌病患者可能与心源性猝死（scd）相关，但也可能只是心脏疾病进展（如进行性心衰的）表面现象而非因果关系。

临床表现

通常 VPB 不引起症状，多因偶尔心电图检查发现或触摸脉搏有“偷停”（代偿间歇）而就诊。二者最常见的症状是心悸，也可出现头部沉重感及头晕。频繁发作的 VPB 偶可影响血流动力学，持续较长时间的 NSVT 偶可导致晕厥。患者常会因心悸而焦虑，从而又使早搏增加。肥厚梗阻型心肌病早搏由于代偿间歇后更有力收缩加重梗阻，即 Brockenbrough 征。

诊断要点

心电图、动态心电图或住院心电监护是诊断 VPB 和 NSVT 的主要方法。VPB 心电图特点是提前出现的宽大畸形的 QRS 波群，时限≥ 120ms，T 波与 QRS 主波方向相反，其后多有完全代偿间歇，也可有不完全代偿间歇，如不影响原来的室率则为插入性 VPB，多见于心率较为缓慢时。右心室流出道 VPB 最为常见，特征性的心电图形态是左束支阻滞样图形，额面电轴向下，V_1 及 V_2 导联 R：S ＞ 30% 或 R：QRS ＞ 50%，提示 VPB 起源左室流出道。VPB 形态一致称为单源 VPB，不一致称为多源。室性期前收缩与前一个窦性综合波有固定的联律间期，通常提示为折返机制；若联律间期不等，则提示并行心律，是独立发放、自主节律的起搏点。室性期前收缩落在 T 波顶点或起始点附近称为“R–on–T”现象，与室颤相关。正常心律和 VPB 持续性交替出现，为室早二联律，可引起血流动力学障碍，三联、四联律则影响较小。2 个 VPB 连续出现为成对 VPB。连续 3 个及以上室性心律，持续不超过 30s 为 NSVT，通常频率为 100 ～ 200 次/min。

对于器质性心脏病患者，进行运动试验诱发复杂 VPB 或非持续性 VT 有预后意义，对于患有严重冠状动脉疾病者尤其如此。对于儿茶酚胺敏感性室性心动过速（VT）和长 QT 综合征患者，运动试验可以诱发 VPB、NSVT、室颤。

对于有复杂 VPB 或 NSVT 的器质性心脏病患者行心率变异性、晚电位、T 波电交替等检查，对预测心脏性猝死有一定意义。

心内电生理检查和程序电刺激对无器质性心脏病的 VPB 和 NSVT 无意义，但对有器质性心脏病患者发生恶性心律失常和猝死有一定预测价值。

治疗方案及原则

治疗 VPB 和 NSVT 的目标是减轻相关的症状和降低心脏性猝死的风险。

无器质性心脏病且无症状的 VPB 和 NSVT 均无须处理。无器质性心脏病但有症状患者以心理治疗为主，无效时予抗焦虑药物和 β 受体阻滞剂常作为一线治疗，Ⅰ类和Ⅲ类抗心律失常药物也有效。对于频发的单源 VPB 和 NSVT（如 24h 超过 10 000 次或超过总心率的 20%），药物无效或不能、不愿意长期使用药物治疗，或症状明显不能耐受，或曾经、可能导致恶性心律失常者（如 R–on–T 型 VPB），射频消融治疗安全有效。

有器质性心脏病的 VPB 和 NSVT 应结合具体临床情况进行合理的危险分层，治疗目的主要为预防心脏性猝死，其次才是缓解症状。对于严重的器质性心脏病（如心肌梗死、心力衰竭或心肌肥厚者），Ⅰ类抗心律失常药物会增加死亡率，Ⅲ类抗心律失常药物胺碘酮不增加死亡率，可以缓解症状。植入 ICD 被证明是唯一能预防心源性猝死的有效方法，其适应证应参照 ICD 植入指南。随着射频消融方法和技术的进展，射频消融成为治疗器质性心脏病 VPB 和 NSVT 的重要手段。

（二）室性心动过速

室性心动过速（VT）指起源于希氏束以下水平的心脏传导系统或心室，至少连续 3 个快速性心律失常，或电生理检查中诱发出 6 个或以上快速性心律失常的心室搏动的快速性心律失常。非持续性 VT 临床表现、预后意义及处理原则相当于复杂的室性早搏，通常临床所说的 VT 是指持续性 VT，即持续时间超过 30s，或伴有血流动力不稳定者，这类患者预后差。VT 的分类有很多方法，根据发生部位分为左心室 VT、右（左）心室流出道 VT 和束支折返性 VT；根据发病机制可分为自律性、折返性和触发活动性 VT；根据有无器质性疾病分为特发性 VT 和器质性 VT；根据对药物的反应分为维拉帕米敏感性 VT 和腺苷敏感性 VT；根据心电图特点分为单形性 VT、多形性 VT、分支性 VT、双向 VT 和尖端扭转性 VT 等。

临床上常用的分类方法包括持续和非持续 VT，单形和多形 VT，器质性和非器质性 VT。持续性 VT 多见于各种类型的器质性心脏病，约 10%的患者并没有明显的结构性心脏病。是否合并器质性心脏病是判断室性心律失常患者预后的重要因素。器质性心脏病，尤其是陈旧性心肌梗死和心肌病所伴发的 VT 临床表现多样，具有更高的致命性，处理也应该更为积极。心肌梗死后 VT 多由折返引起，多为单形 VT（频率特别快者除外）；心脏结构正常的 VT 通常也为单形 VT（离子通道病除外），起源于流出道或左心室间隔部，风险较低。除此之外，其他一些因素也可以诱发或加重室性心律失常，严重时甚至导致心脏性猝死。如果这些因素为可逆或为一过性，则患者预后相对较好，如心肌梗死急性期出现 VT、室颤等，仅仅增加住院死亡率，并不增加远期死亡率。具有可逆因素的室性心律失常和心脏性猝死的治疗除了治疗基础疾病，更重要的是尽可能消除诱发或加重室性心律失常的因素，常见的可逆因素包括心肌缺血、药物（尤其是某些抗心律失常药物）、电解质（尤其是低钾、低镁）。

临床表现

VT 的临床表现取决于有无基础心脏疾病及其严重程度、发作的频率及持续时间、对心脏收缩功能的影响，故其症状多种多样。通常表现为心悸，伴有心排血量减少和低血压的症状，包括头晕、眩晕、意识改变（如焦虑）、视觉障碍、出汗、先兆晕厥和晕厥，严重时可出现血流动力学衰竭、休克甚至猝死。少数较慢频率的 VT 患者，尤其是无器质性心脏疾病者无明显症状，于体检或常规心电图检查时被发现。无休止性 VT 长期发作导致原先正常的心脏扩大、心力衰竭，称为心动过速介导性心肌病。

诊断要点

（1）体表心电图和动态心电图：体表心电图和动态心电图是 VT 诊断的主要依据，多数 VT 频率为 100 ～ 250 次 /min，持续性 VT 多数为 180 次 /min，＜ 100 次 /min 者通常称为加速性室性自主节律。单形性 VT 的 RR 间期相对规则，而多形性 VT 则可以极不规则。多数 VT 的 QRS 波群时限＞ 120ms，但起源于高位室间隔或束支的 VT 也可＜ 120ms。仔细阅读记录时，有时可见室性夺获和室性融合波。通常采用 Brugada 标准。鉴别宽 QRS 心动过速的方法为：所有胸前导联均无 RS 形，诊断 VT(否则进行下一步，以下同)；心前区导联 QRS 有 RS 型，且 RS ＞ 100ms，诊断 VT；存在房室分离，诊断 VT；胸前导联 V_1 和 V_6 形态符合 VT 诊断标准，即 V_1 呈 RS 型，RS ＞ 70ms，V_6 起始为正向波，R/S ＞ 1，即可诊断 VT。

标准的 12 导联心电图（ECG）不仅可以识别与室性心律失常和心脏性猝死相关的各种先天性疾病（如长 QT 综合征、短 QT 综合征、Brugada 综合征和致心律失常性右心室心肌病），还可以识别不同 ECG 参数，以鉴别是否有电解质的异常，或潜在的结构改变（如束支传导阻滞、房室传导阻滞、心室肥厚，提示缺血性心脏病或心肌病的病理性 Q 波）。持续动态心电监测能够检测心律失常、QT 间期的变化、T 波电交替或 ST 段的变化，以评估风险，判断疗效。如果传统方法不能明确诊断，而临床上高度怀疑晕厥或症状与心律失常相关时，可植入埋藏式事件记录仪。

（2）运动试验：对于有室性心律失常的成年患者，运动试验可以帮助除外冠心病；对于临床上怀疑运动诱发室性心律失常者，如儿茶酚胺敏感性 VT、长 QT 综合征等，运动试验可诱发 VT，明确诊断。运动试验也可以用于已知运动诱发 VT 的患者药物或消融治疗的疗效判断。

（3）心血管影像和功能检查：对有室性心律失常者结合临床情况，选择性进行超声心动图、运动或药物负荷核素心肌显像、药物负荷心脏超声、磁共振成像（MRI）和心脏 CT 等技术，以及冠状动脉造影等检查，除外 VT 的器质性心脏疾病。

（4）无创心电技术：对于曾经有 VT 或 VT 高风险患者，尤其伴有严重器质性心脏病者，进行心率变异、晚电位、T 波电交替、心率震荡等检查，对预测心脏性猝死也有一定意义。

（5）心内电生理检查：通过记录心内电图和电刺激以及结合术中用药，评估室性心律失常和对心源性猝死危险分层。该检查可以诱发 VT，指导导管消融，评估药物作用，评估 VT 复发和心源性猝死的风险，对临床上高度怀疑室性心律失常者，协助判断 ICD 的指征。

（6）基因筛查：离子通道病是一组与遗传相关的疾病，如长 QT 综合征、Brugada 综合征、儿茶酚胺敏感性 VT、短 QT 综合征等，目前已确定与离子通道病相关的多个基因和位点，如怀疑 VT 是由离子通道疾病导致者可以进行基因筛查以协助诊断。

治疗方案及原则

《2020 室性心律失常中国专家共识》（2016 共识升级版）增

加了室性心律失常的急诊处理内容，室性心律失常的急诊处理具有极强的时效性，既要关注病因、诱因，又要关注心电信息和血流动力学状态。共识概述了急诊处理的总体原则及各种室性心律失常的处理流程。

总体原则：①稳定血流动力学为第一原则；②重视基础心脏病和诱因；③正确处理效益、风险和治疗之间的矛盾；④根据心律失常的发作特点，防治兼顾；⑤尽量避免联合或序贯应用两种或两种以上静脉抗心律失常药物，以减少药物致心律失常作用，一般仅在室性心动过速（室速）/心室颤动（室颤）风暴状态时才可考虑应用。

心律失常的紧急处理与常规处理有所区别。单形性室速应强调鉴别有无合并结构性心脏病，多形性室速则需根据QT间期分类，不同类型的室速其治疗策略有所不同。VT的治疗应根据不同的类型、合并的基础心脏病，以及对血流动力学的影响进行个体化治疗。

1. 急性期治疗

对于血流动力学不稳定者，首选电复律。血流动力学稳定患者，也可先尝试药物治疗，如胺碘酮、索他洛尔和普鲁卡因胺，利多卡因可作为二线药物或与一线药物联合使用，普罗帕酮用于无器质性心脏病的VT也较为有效，腺苷可以试用于终止左心室特发性VT，维拉帕米对特发性左心室分支VT有效，硫酸镁可以用于尖端扭转性VT的治疗，β受体阻滞剂在阻断VT时交感神经的作用非常有效，是急性心肌梗死和长QT综合征VT治疗的有效药物。此外，去除致VT的病因或诱因很重要，如急性心肌梗死尽早再灌注治疗，纠正低钾、低镁等电解质紊乱。

2. 慢性期治疗

VT 慢性期治疗的目标是预防复发及心源性猝死。

（1）药物：抗室性心律失常治疗药物包括传统抗心律失常药物和非传统抗心律失常药物。前者主要有Ⅰ类抗心律失常药普罗帕酮、莫雷西嗪、普鲁卡因胺、阿替洛尔、胺碘酮、索他洛尔等，后者包括他汀类、血管紧张素转换酶抑制剂（ACEl）、血管紧张素Ⅱ受体拮抗剂（ARB）和醛固酮拮抗剂等。

β 受体阻滞剂对于抑制室性早搏、室性心律失常有一定效果，更重要的是可降低各类心脏病的死亡率和猝死率。β 受体阻滞剂是有效和安全的抗心律失常药物，目前可以作为抗心律失常药物治疗的主流药物，也可与其他抗心律失常药物联合应用。胺碘酮联合 β 受体阻滞剂可提高患者的生存率。

（2）导管消融：射频消融治疗对部分室性心律失常能够达到根治的目的。这部分室性心律失常包括起源于左心室或右心室流出道的 VT、频发室性早搏、特发性左心室分支 VT 等。主要用于：①存在猝死风险的单形 VT，药物治疗效果欠佳，或不能耐受药物，或患者不愿接受长期药物治疗者。②束支折返型 VT。③已植入心律转复除颤器（ICD），反复持续性 VT 发作需反复放电，经过多次程控 ICD 或变化药物效果不佳，或患者不愿接受长期药物治疗者。④预激综合征由于房颤通过旁道快速下传导致心脏猝死和室颤的复苏成功者，或有症状的 WPW 综合征患者，旁道不应期小于 240ms。

（3）抗心律失常手术：反复发作 VT 对药物、ICD、消融效果不佳时，在有经验的治疗中心可直接外科消融或直接切除致心律失常区域。左颈胸交感神经节切除可降低先天性长 QT 综合征患者因心律失常导致晕厥的发生频率。

（4）再血管化治疗：如果血管严重狭窄的冠心病患者合并室性心律失常，特别是左主干病变和左前降支近端病变者，再血管化将减少心律失常的频率和复杂性，在一些患者中甚至可根治心律失常。

（5）除颤治疗：与传统或经验抗心律失常药物治疗组相比可降低23%～55%的死亡率，生存率的提高绝大多数是降低SCD的结果。ICD的应用主要可分为一级预防和二级预防。适合一级预防的患者是没有发生过危及生命的室性心律失常且有这种心脏基础病变的高危患者。二级预防适合于有心脏停搏、致命室性心律失常或不明原因的晕厥患者，高度怀疑是室性心律失常所致。

3. 特殊类型VT的处理

（1）特发性流出道VT：特发性流出道VT中90%起源于右心室（RVOT），而10%起源于左心室流出道（LVOT）。RVOT-VT形态学特征是LBBB型的宽QRS心动过速，电轴指向下方，起源于右心室肺动脉瓣下的右心室流出道区域。如果V_1及V_2导联R∶S＞30%或R∶QRS＞50%，则一般提示心动过速起源于左心室。LVOT-VT一般起源于冠状动脉瓣的瓣上区域或主动脉瓣冠状动脉瓣下的心内膜区域。急性期腺苷、β受体阻滞剂、维拉帕米治疗流出道VT可能有效。长期治疗可以选择β受体阻滞剂、维拉帕米、地尔硫䓬，有效率为25%～50%。射频消融治疗的有效率可达90%以上，对频繁发作者应作为首选治疗方案。

（2）左心室特发性VT（ILVT）：在急性期对静脉维拉帕米有反应，无效时可使用胺碘酮或电复律。射频消融治疗的有效率为85%～90%，可作为首选治疗。

（3）束支折返性VT：通常发生于器质性心脏病，尤其是扩张型心肌病。窦性心律时可见室内传导阻滞，VT发作时表现为快速频率的左束支阻滞图形，偶有折返方向相反，表现为右束支阻滞图形者。心内电生理检查记录到心室波前均有右束支波，导管消融右束支可根治该病。

（4）尖端扭转性VT（TdP）：常出现在先天性长QT综合征、药物相关的QT延长和传导系统退行性病变所致的传导阻滞的患者中。先天性长QT综合征的处理包括β受体阻滞剂、左侧颈交感切除术，高危患者需要植入ICD。对于非遗传性长QT导致的TdP的处理包括：①停用可能相关的药物和纠正异常的电解质；②如TdP是传导阻滞、长间歇依赖或有症状的心动过缓引起，推荐急诊临时心脏起搏和植入永久性心脏起搏器治疗，通常与β受体阻滞剂联合使用；③静脉硫酸镁可能有效，但正常QT的室速对镁制剂一般无效；④异丙肾上腺素可用于长间歇依赖的反复TdP的急性处理，但应除外先天性QT延长综合征（LQT）的患者。

（5）不间断性VT：又称为VT风暴，常需要多次复律。急性心肌缺血所致的反复或不间断VT，建议再血管化治疗和使用β受体阻滞剂并联合使用静脉抗心律失常药物（如胺碘酮）。其他情况可以采用静脉胺碘酮联合射频消融治疗。

（6）离子通道病：包括一组由编码离子通道的基因突变导致离子通道功能改变，从而发生恶性心律失常的疾病。①儿茶酚胺敏感性多形性VT（CPVT）：一般采用β受体阻滞剂治疗。联合应用Ⅰ类药或胺碘酮治疗无益甚至有害。对于症状反复发作且危及生命的心律失常，需要植入ICD。②Brugada综合征：猝死多由于室颤或多形性 VT。主要患者群为年轻人。所有有症状的患者应接受 ICD 治疗。无症状人群如果电生理检查诱发室性心律失常也应接受 ICD 治疗。③长 QT 综合征（LQTS）：采用抗肾上腺素能治疗（β 受体阻滞剂，左心交感神经切除），少数需要植入 ICD。β 受体阻滞剂是当今对有症状的 LQTS 患者的首选治疗药物。将 β 受体阻滞剂用到患者可耐受的最大剂量，是治疗的关键。起搏器通过预防窦性停搏或心动过缓增加了对 LQTS 患者处理的有效性，但它不能作为 LQTS 的唯一治疗措施，通常联合应用 β 受体阻滞剂。如果患者在接受充分剂量的 β 受体阻滞剂和左心交感神经切除术治疗后仍有晕厥发作，或在 β 受体阻滞剂治疗期间有心脏停搏（需要复苏）发生，或记录到首次心脏事件是心脏停搏，应植入 ICD。④ 短 QT 间期综合征：ICD 治疗可以保证患者的生命安全，对于猝死幸存者或既往有过晕厥发作的患者更应将 ICD 作为首选治疗。在药物治疗方面，需要充分考虑患者的心功能、心肌肥厚等情况，β 受体阻滞剂和胺碘酮是相对合理的选择。

（三）心室扑动和心室颤动

心室扑动和心室颤动是更为严重的室性心律失常，会导致血流动力学衰竭和心源性死亡。心室扑动和快速的 VT 区分十分困难，通常只有学术上的意义。临床上典型的心室扑动并不常见，因为心室扑动会迅速进展为心室颤动，导致猝死。院外发生的心脏停搏经复苏的患者中，75% 为心室颤动，通常发生之前有 VT。75% 经复苏的心源性猝死患者存在较重的冠状动脉疾病，其次为严重的心功能不全。心室扑动和心室颤动预后极差，因多数发生于院外，能抢救成功并转运医院的比例很低。

临床表现

发生心源性猝死前患者多有相应的基础心脏疾病表现，如冠心病、肥厚型和扩张型心肌病、致心律失常性右心室心肌病、充血性心衰等。有些患者有晕厥、心悸等室性心律失常的病史。通常没有前驱症状，即使出现症状也是非特异性的，包括胸部不适、心悸、气短及虚弱等。一旦发生可造成晕厥、意识丧失、抽搐、呼吸停止，抢救不及时最终可导致死亡。

诊断要点

（1）既往基础疾病和诱因的诊断：心源性猝死绝大部分发生于器质性心脏病患者，如冠心病、肥厚型和扩张型心肌病、致心律失常性右心室心肌病、充血性心衰等，通过相应的检查了解患者的基础疾病及严重程度有助于预测猝死的发生；与遗传相关的疾病如离子通道病、肥厚型心肌病可能提供阳性家族史。有些诱因也有助于诊断，如胸前受到撞击而猝死，要怀疑心脏震荡综合征。

（2）体表心电图和动态心电图：心室扑动的心电图特点为规则的、连续的波形，通常振幅较大，图形很像连续的正弦波，不能区分 QRS 波群、ST 段和 T 波。频率常大于 200 次 /min，与 VT 的鉴别主要根据波形而不是频率，如果不能识别单个的 QRS 波群就诊断为心室扑动。心室颤动是指心脏混乱的、非同步的、碎裂电活动，心电图表现为各个波的振幅和形态均不规则。不能识别 P 波、QRS 波群和 T 波，频率为 150 ～ 500 次 /min。长时间的心电监测，尤其是埋藏式闭环事件记录仪，可明确不明原因的晕厥是否由严重室性心律失常所致。但临床只能在偶然的情况下记录到，更重要的是识别室颤高风险患者。

（3）其他：基因检测有助于与遗传相关的疾病（如离子通道病）的诊断。心脏的运动或药物负荷试验、无创和有创电生理检查对于明确诊断和预测猝死均具有意义。

治疗方案及原则

立即心肺复苏（CPR）和电复，预防复发和心源性猝死。一旦明确心脏停搏，应立刻进行 CPR，并尽快获得体外除颤器。如果是快速室性心律失常引起的心脏停搏，当用单相除颤器 360J 或双相除颤器 200J 除颤，仍有复发者可用静脉胺碘酮稳定心律。如果有导致心脏停搏的可逆病因和诱因，包括低氧、电解质紊乱、机械因素和容量不足等，在复苏后进一步生命支持中给予纠正。当心脏停搏超过 5min，在除颤前先行短时 CPR（$<$ 180s）。除少数可纠正的因素导致的快速性室性心律失常，如电解质紊乱、心肌缺血等，均应植入 ICD。

五、心脏传导阻滞

冲动在心脏传导系统的任何部位传导时均可发生减慢或阻滞，如发生在窦房结与心房之间，称为窦房传导阻滞；在心房与心室之间，称为房室传导阻滞；位于心房内，称为房内传导阻滞；位于心室内，称为室内传导阻滞。下面重点介绍房室传导阻滞及室内传导阻滞。

（一）房室传导阻滞

房室传导阻滞是指房室交界区脱离了生理不应期后，心房冲动传导延迟或不能传导至心室的病理状态。可发生在房室结、希氏束及束支系统等不同部位。分为不完全性和完全性两类，前者包括一度和二度房室传导阻滞，后者又称三度房室传导阻滞。

正常人可以出现一度房室传导阻滞；正常人或运动员可发生二度Ⅰ型房室传导阻滞，与迷走神经张力增高有关，常为短暂性。其他导致房室传导阻滞的病变有：①各种原因的心肌炎最常见，如风湿性心肌炎、病毒性心肌炎、心内膜炎等；②各种器质性心脏病，如冠心病、风湿性心脏病、心肌病及先天性心脏病等；③药物：使用洋地黄和其他抗心律失常药物，如β受体阻滞剂、维拉帕米、地尔硫䓬、胺碘酮等，多数患者停药后，房室传导阻滞消失；④电解质紊乱，如高血钾等；⑤特发性传导系统纤维化、退行性病变等；⑥心脏肿瘤、外伤及心脏外科手术时误伤或波及房室传导组织可引起房室传导阻滞。

临床表现

一度房室传导阻滞患者通常无症状，听诊时心尖部第一心音可减弱。

二度房室传导阻滞患者可有心搏暂停感，心跳可变慢、不规律或两者都有，可能会引起心悸、乏力、头晕或晕厥等症状。听诊时可有第一心音减弱及心搏脱漏。

三度（完全性）房室传导阻滞时，心房至心室冲动的传导被完全阻断，心脏另一部分组织充当起搏点以建立心室节律，较正常起搏点的心率慢，而且经常不规律、不可靠。因此，三度房室传导阻滞常导致疲倦、乏力、心绞痛、头晕或晕厥等症状，这取决于是否建立了心室自主节律及心室率和心肌的基本情况。如果自主节律点较高（如恰位于希氏束下方），心室率较快达 40 ～ 60 次 /min，患者可能无症状。双束支病变者心室自主节律点较低，心室率在 40 次 /min 以下，可出现心功能不全和脑缺血综合征，患者可出现短暂性意识丧失甚至抽搐，严重者可猝死。如果心室自主节律未及时建立，则出现心室停搏。心室率缓慢常引起收缩压升高和脉压增宽。三度房室传导阻滞的第一心音强度经常变化，不规则地出现响亮的第一心音，第二心音可有反常分裂。每搏输出量增大可产生肺动脉瓣区收缩期喷射性杂音和第三心音。当心房与心室同时收缩时，颈静脉出现巨大 a 波。

心电图表现

1. 一度房室传导阻滞

心房至心室间冲动的传导被轻度延迟，表现为：①每个 P 波后，均有 QRS 波群；② PR 间期＞ 0.20s（图 4–1）。

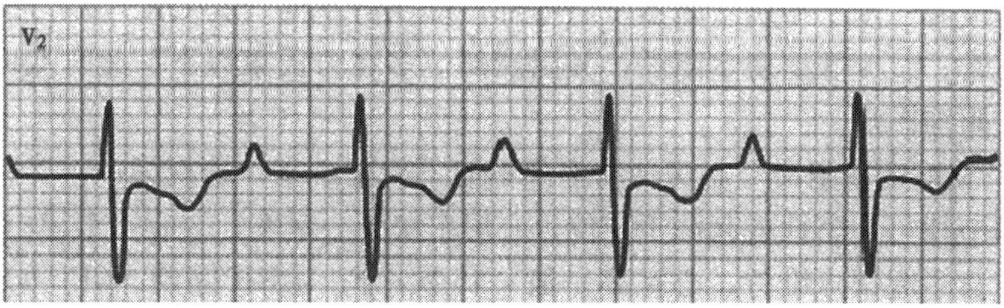

图 4–1　一度房室传导阻滞心电图

2. 二度房室传导阻滞

部分心房激动不能传至心室，一些 P 波后没有 QRS 波群，房室传导比例可能是 2∶1、3∶2、3∶1、4∶3 等。通常将二度房室传导阻滞分为Ⅰ型和Ⅱ型，二度Ⅰ型房室传导阻滞又称为文氏现象或莫氏Ⅰ型，二度Ⅱ型房室传导阻滞又称为莫氏Ⅱ型。

（1）二度Ⅰ型房室传导阻滞（文氏现象）：是最常见的房室传导阻滞类型，心房冲动的传导逐渐受阻。表现为：① PR 间期进行性延长，直至 P 波不能下传至心室；② RR 间期进行性缩短，直至 P 波不能下传至心室；③包含受阻 P 波的 RR 间期＜ PP 间期（图 4–2）。

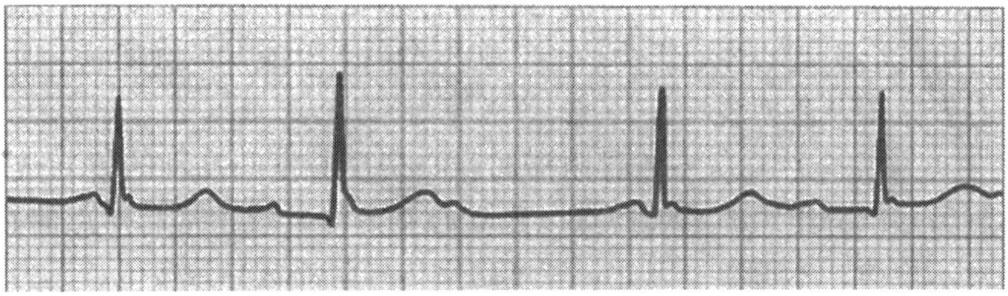

图 4–2　二度Ⅰ型房室传导阻滞心电图

（2）二度Ⅱ型房室传导阻滞（莫氏Ⅱ型）：心房冲动的传导突然受阻，表现为：① PR 间期恒定不变，可正常或延长；② QRS 波群有间期性脱漏，阻滞程度可经常变化（图 4–3）。

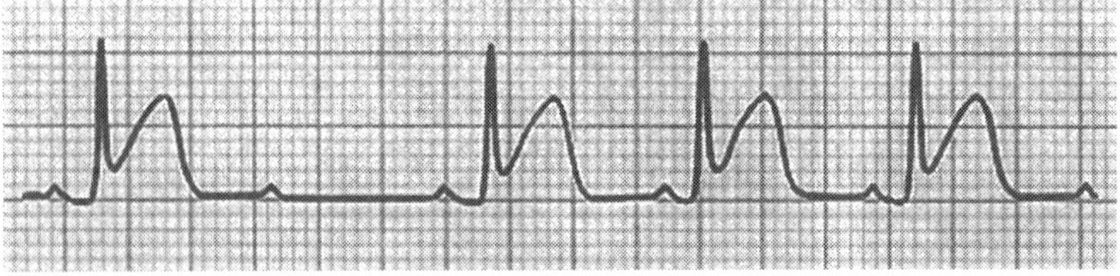

图 4–3　二度Ⅱ型房室传导阻滞心电图

一度和二度Ⅰ型房室传导阻滞，其阻滞部位多在房室结，QRS 波群形态与时限均正常；二度Ⅱ型房室传导阻滞，其阻滞部位多在希氏束以下，此时 QRS 波群呈束支阻滞图形。

3. 三度房室传导阻滞

心房冲动全部不能下传至心室，表现为：①房室分离；②心房节律可为窦性或起源于异位，心房率快于心室率；③心室节律由交界区或心室自主起搏点维持，心室率一般＜ 45 次 /min；④ RR 间期＞ 2PP 间期（图 4–4）。另外，心房率一般不宜超过 135 次 /min，因心房率＞ 135 次 /min 时，不能除外由生理不应期引起的干扰性分离。房颤时心室率＜ 45 次 /min 且室律匀齐，也应考虑三度房室传导阻滞。

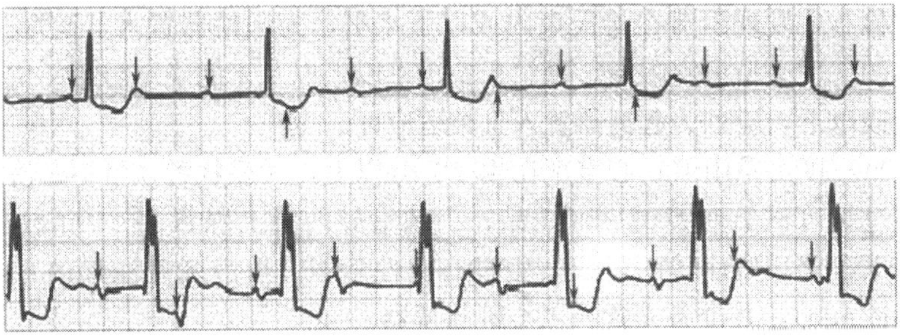

图 4–4　三度房室传导阻滞心电图

QRS 波群的形态主要取决于阻滞的部位，如阻滞位于希氏束分支以上，QRS 波群不增宽；如阻滞位于双束支，QRS 波群增宽或畸形。

治疗方案及原则

针对病因进行：如用抗生素治疗急性感染，肾上腺皮质激素抑制非特异性炎症，阿托品等解除迷走神经的抑制作用；停止使用导致房室传导阻滞的药物，如用氯化钾静脉滴注治疗低钾血症。

药物治疗：阿托品（0.5 ～ 2.0mg，静脉注射）适用于阻滞位于房室结的患者；异丙肾上腺素（1 ～ 4μg/min，静脉滴注）适用于任何部位的房室传导阻滞，但急性心肌梗死患者慎用。药物治疗适用于无心脏起搏条件的应急情况，条件许可时应及早给予临时性或永久性的心脏起搏器治疗。

起搏治疗：房室传导阻滞的起搏器植入原则几乎与病态窦房结综合征完全一样，即症状性房室传导阻滞，包括一度、二度和三度房室传导阻滞。

不同程度和类型的房室传导阻滞的具体治疗方案及原则如下：

（1）一度房室传导阻滞：急性一度房室传导阻滞多是由于心脏的病变或药物中毒所致，需针对病因治疗，较快地控制病情的发展；慢性一度房室传导阻滞一般不需要治疗，但应注意避免使用加重传导延迟的药物。另外，一度房室传导阻滞是否需要治疗取决于 PR 间期延长的程度和对心功能的影响。PR ＜ 0.35s，一般对心功能无明显影响，不需要特殊处理。当 PR 间期持续过度延长（＞ 0.35s）时，可引起二尖瓣反流及心功能不全。这时需要治疗，可植入双腔起搏器，通过程控 AV 间期，使二尖瓣反流减少或消失，改善心功能。

（2）二度房室传导阻滞：Ⅰ型房室传导阻滞的阻滞部位多位于房室结，常是良性的，预后较好，不需要特殊治疗；Ⅱ型房室传导阻滞的阻滞部位几乎均位于希 – 浦系内，易发展成三度房室传导阻滞，常需要起搏治疗。任何阻滞部位和类型的二度房室传导阻滞产生的症状性心动过缓为起搏器植入Ⅰ类适应证。无症状的二度Ⅱ型房室传导阻滞、心电图表现为宽 QRS 波，应列为起搏器植入Ⅰ类适应证。无症状的二度Ⅱ型房室传导阻滞，心电图表现为窄 QRS 波，为起搏器植入Ⅱa 类适应证。无症状的二度Ⅰ型房室传导阻滞，因其他原因行电生理检查中发现阻滞在希氏束内或以下水平，为起搏器植入Ⅱa 类适应证。无症状的二度Ⅰ型房室传导阻滞，发生于希氏束以上，以及未能确定阻滞部位是在希氏束内或以下，应列为起搏器植入Ⅲ类适应证。

（3）三度房室传导阻滞：心室率＞ 40 次 /min 的无症状者，可不必治疗，如心室率过缓可试给麻黄碱、阿托品、小剂量异丙肾上腺素 5 ～ 10mg，每日 4 次，舌下含化。如症状明显或发生过心源性晕厥，可静脉滴注异丙肾上腺素（1 ～ 4μg/min），并准备植入人工心脏起搏器。任何部位无症状的三度房室传导阻滞，清醒时平均心率＞ 40 次 /min，尤其是伴有心肌病和左心功能不良，应列为起搏器植入适应证。三度房室传导阻滞患者在紧急情况下，需要临时心脏起搏进行抢救，稳定后再安装永久心脏起搏器。

（二）室内传导阻滞

室内传导阻滞是指希氏束分支以下的室内传导系统或心室肌发生传导障碍，一般分为左、右束支传导阻滞两种。

左束支传导阻滞常表示有弥漫性心肌病变。最常见的病因为冠心病、高血压性心脏病，也见于风湿性心脏病、主动脉瓣钙化狭窄、充血性心力衰竭、心肌病等，也可见于奎尼丁与普鲁卡因胺中毒，极少见于健康人。左束支又分为左前分支及左后分支两支，左前分支较细，仅接受左冠前降支的血供，故易受损；左后分支较粗，接受左冠前降支及右冠后降支的双重血供，不易发生传导阻滞，如出现则表示病变严重。

右束支传导阻滞可见于正常人，其发生率随年龄而增加，也常发生于各种器质性心脏病及传导系统的退行性疾病等，亦可见于肺栓塞，还可见于先天性心脏病手术治疗后。

双束支或三分支传导阻滞是严重心脏病变引起的，包括急性心肌梗死、心肌炎及原因不明的束支纤维化，容易发展成完全性房室传导阻滞的疾病。

临床表现

单支、双支传导阻滞通常无临床表现。完全性三分支传导阻滞的临床表现与完全性房室传导阻滞相同。

单支、双支传导阻滞时可听到第一、二心音分裂，完全性三分支阻滞心率常极为缓慢。

临床上除心音分裂外无其他特殊表现，诊断主要依据心电图。

心电图表现

1. 完全性右束支传导阻滞

① QRS 时限＞ 0.12s；② V_1、V_2 导联呈 RSR’，R 波狭小，R’波粗钝；② V_5、V_6 导联呈 QRS 或 RS，S 波宽；④ I 导联有明显增宽的 S 波、aVR 导联有宽 R 波；③ T 波与 QRS 主波方向相反。不完全性右束支传导阻滞图形与上述相似，但 QRS 时限＜ 0.12s（图 4–5）。

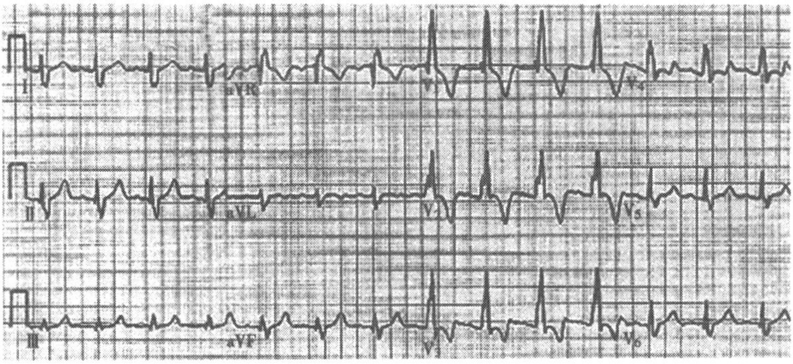

图 4–5　完全性右束支传导阻滞心电图

2. 完全性左束支传导阻滞

① QRS 时限＞ 0.12s；② V_5、V_6 导联 R 波宽大，顶部粗钝或有切迹（M 形 R 波），其前方无 Q 波；③ V_1、V_2 导联多呈宽阔 QS 或 RS 波形，S 波宽大；④ Ⅰ导联 R 波宽大或有切迹；⑤ T 波与 QRS 主波方向相反。不完全性左束支传导阻滞图形与上述相似，但 QRS 时限＜ 0.12s（图 4–6）。

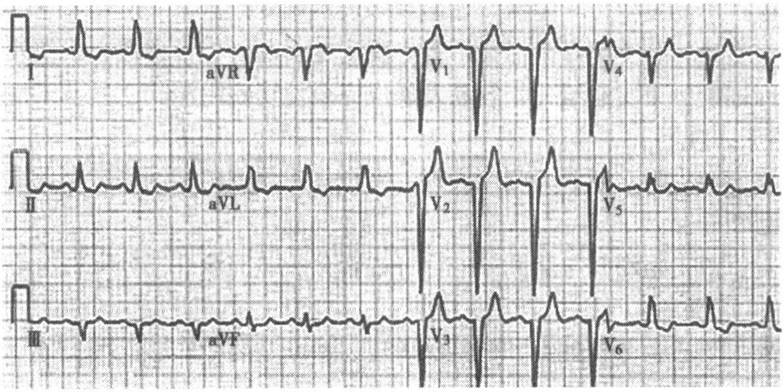

图 4–6　完全性左束支传导阻滞心电图

3. 左前分支传导阻滞

①额面平均 QRS 电轴左偏达 –45° ～ –90°；② Ⅰ、aVL 导联

呈 QR 波形，$R_{aVL} > R_{I}$；③Ⅱ、Ⅲ、aVF 导联呈 RS 波形，$S_{III} > S_{II}$；④ QRS 时限正常或稍延长，< 0.12s，aVL 的室壁激动时间可延长，> 0.045s，V_1 ～ V_3 的 R 波低小呈 RS，V_5、V_6 可出现较深的 S 波（图 4–7）。

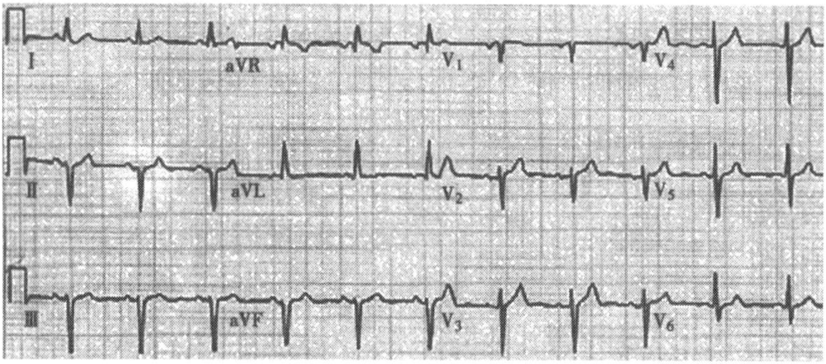

图 4–7　左前分支传导阻滞心电图

4. 左后分支传导阻滞

①额面平均 QRS 电轴右偏达 +90° ～ +120°；②Ⅰ、aVL 导联呈 RS 波形；Ⅱ、Ⅲ、aVF 导联呈 QR 波形，且 $R_{III} > R_{II}$；③ QRS 时限< 0.12s（图 4–8），并除外常见引起电轴右偏的病变，如右心室肥厚、肺气肿、侧壁心肌梗死等。

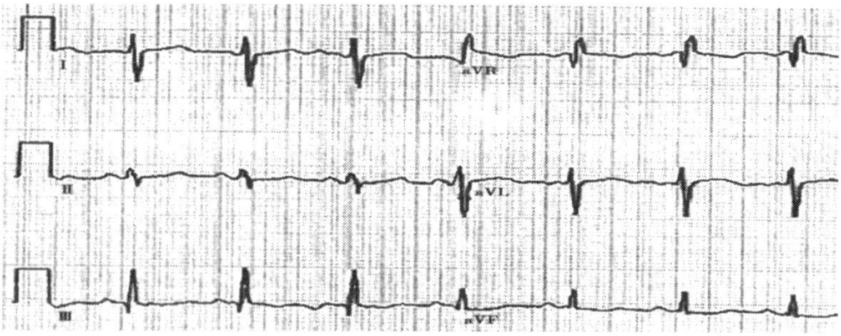

图 4–8　左后分支传导阻滞心电图

5. 双束支传导阻滞

双束支传导阻滞是指左、右束支主干传导发生障碍引起的室内传导阻滞。每一侧束支传导阻滞有一度、二度及三度之分。若两侧阻滞程度不一致，必然造成许多形式的组合，出现间歇性、规则或不规则的左、右束支传导阻滞，可同时伴有房室传导阻滞。如果两侧束支同时出现三度传导阻滞，则表现为完全性房室传导阻滞。

6. 双分支与三分支传导阻滞

前者指室内传导系统三分支中的任何两分支同时发生传导阻滞。不同传导阻滞部位导致不同的心电图表现。

（1）右束支合并左前分支传导阻滞：临床上多见，心电图特点如图 4–9 所示：肢体导联 QRS 波群与左前分支传导阻滞相似，但由于终末附加向量，故Ⅲ、aVF 导联出现终末 R 波，胸前导联与右束支传导阻滞的波形相同。

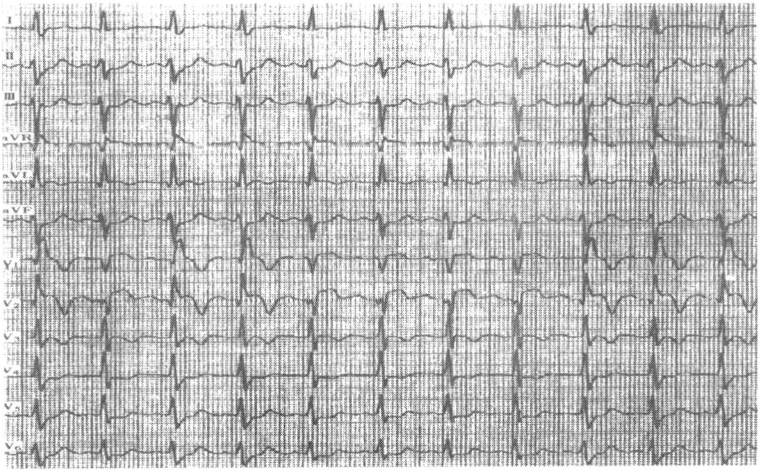

图 4–9　间歇性右束支合并左前分支传导阻滞心电图

（2）右束支合并左后分支传导阻滞：临床上少见，心电图特点如图 4–10 所示。肢体导联 QRS 波群与左后分支传导阻滞相似；胸前导联与右束支传导阻滞相似。

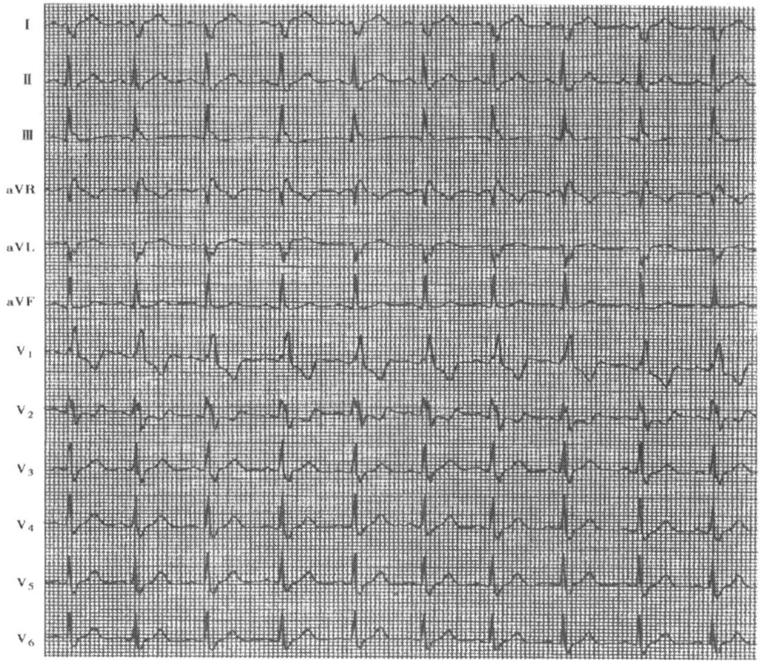

图 4–10　右束支合并左后分支传导阻滞心电图

（3）左前分支合并左后分支传导阻滞：这种传导阻滞心电图很难诊断，只有在两支阻滞程度不同时诊断才能确立。

三分支传导阻滞指右束支、左前分支、左后分支均有阻滞证据（图 4–11），也可以为双分支阻滞合并一度房室传导阻滞。阻滞可呈永久性，也可呈间歇性；三分支的阻滞程度、传导比例、传导同步性可以相同，也可以不同，因此心电图表现复杂多样。如果三分支同时发生完全阻滞，表现为三度房室传导阻滞。

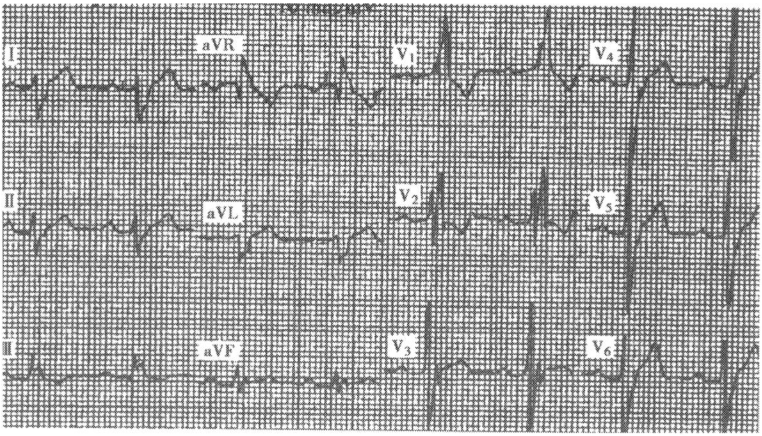

图 4–11 三分支传导阻滞心电图

7. 不定型室内传导阻滞与浦肯野纤维传导阻滞

不定型室内传导阻滞指激动在心室内传导发生了阻滞，但确切部位难以确定。心电图可见 QRS 间期≥ 0.12s，波形既不符合完全性右束支传导阻滞的特征，也不符合完全性左束支传导阻滞的特征。多见于广泛心肌病患者，病变多累及双侧束支，预后较单侧束支传导阻滞差。

治疗方案及原则

慢性单侧束支传导阻滞者如无症状，不需要治疗。双分支与不完全性三分支传导阻滞，不必预防性起搏治疗。急性前壁心肌梗死发生双分支、三分支传导阻滞，或慢性双分支、三分支传导阻滞，伴有晕厥或阿 – 斯综合征发作者，应及早考虑心脏起搏治疗。

双分支或三分支传导阻滞伴间歇性一度房室传导阻滞或伴二度Ⅱ型房室传导阻滞，以及双侧束支传导阻滞，均列为起搏器植入Ⅰ类适应证。双分支或三分支传导阻滞患者，虽未证实晕厥由房室传导阻滞引起，但可排除由于其他原因（尤其是VT）引起的，或虽无临床症状，但电生理检查发现H-V间期＞100ms，或者电生理检查时，由心房起搏诱发希氏束以下非生理性传导阻滞，均列为起搏器植入Ⅱa类适应证。神经肌源性疾病伴发的任何程度的分支传导阻滞，无论是否有症状，因为传导阻滞随时会加重，故列为起搏器植入Ⅱb类适应证。分支传导阻滞无症状或不伴有房室传导阻滞，以及分支传导阻滞伴有一度房室传导阻滞，但无临床症状，则均列为起搏器植入Ⅲ类适应证。

第五章　扩张型心肌病

第一节　扩张型心肌病的中医诊疗

扩张型心肌病是一类既有遗传又有非遗传原因造成的复合型心肌病，以左室、右室或双心腔扩大和收缩功能障碍等为特征的疾病。中医古籍中未见“扩张型心肌病”的病名，现代中医根据扩张型心肌病的临床表现和特点，将其归属于“心胀”范畴，称之为“心胀病”。《灵枢·胀论》有“心胀者，烦心短气，卧不安”。《校注医醇賸义·胀》有“经曰：心胀者，烦心短气，卧不安。心本纯阳，寒邪来犯，阴阳相战，故烦满短气而卧不安也。治之之法，但须发其神明，摧荡邪气，使浮云不能蔽日，自然离照当空，太阳之火不烦补助也，离照汤主之”，阐述了“心胀”的病因、症状及离照汤的治疗方法。心胀病，因心气虚衰、阳虚水泛致烦满短气而卧不安，治疗时应重视固阳益气，调理五脏，通利三焦，以补脾护胃为根本。

病因病机

外感六淫邪气，直犯心体，脏真之气受损，久及心阳。心气阳虚可累及肺、脾、肾，肺为气之主，肾为气之根，脾为气血生化之源。肺失肃降，脾失运化，肾不纳气。五脏之气虚衰，气化失常，水津失布，致烦满短气而卧不安。

禀赋异常，过度劳累，损伤心气心阳，久及肾阳。肾阳亏虚，脾阳不振，终损伤元阳，气血运行失常，三焦水道不利，水饮内停，凌心犯肺，泛溢全身，致心悸、喘憋及水肿。

药物损伤，药毒入血，直伤心体，耗伤心气，使脏真之气受损，最终导致气虚血瘀，阳虚水泛，久则伤阴伤阳，甚至导致阴竭阳脱而危及生命。

诊断要点

1. 疾病诊断

（1）主要临床表现：早期一般表现为心悸，气短，活动后加重；晚期状态为动则喘憋，倚息不得卧，咳嗽，夜间为重，心悸，水肿等。

（2）结合心脏彩超左心室舒张期末内径等诊断。

（3）发病时除外高血压、心脏瓣膜病、先天性心脏病和缺血性心脏病。

2. 分期诊断

参照中华医学会心血管病学分会、《中华心血管病杂志》编辑委员会、中国心肌病诊断与治疗建议工作组制定的《心肌病诊断与治疗建议》，将扩张型心肌病分为早期、中期和晚期。

早期阶段：仅仅是心脏结构的改变，超声心动图显示心脏扩大、收缩功能损害，但无心力衰竭的临床症状。

中期阶段：超声心动图显示心脏扩大、LVEF 降低并有心力衰竭的临床症状。

晚期阶段：超声心动图显示心脏扩大、LVEF 明显降低并有顽固性终末期心力衰竭的临床表现。

辨证论治

（一）早期阶段

1. 邪伤心阴证

主症：心烦心悸，胸闷隐痛，咽干口渴不欲饮，五心烦热或有低热。

舌脉：舌红，苔少或苔黄，脉细数或结代。

治法：清热养阴，养心通脉。

方药：《温病条辨》清营汤加减。

基本方：水牛角片 10g（先煎），地黄 15g，麦冬 12g，玄参 12g，金银花 10g，连翘 15g，丹参 15g，砂仁 6g（后下），柏子仁 15g，炙甘草 10g 等。

2. 气虚邪恋证

主症：心悸善惊，胸闷憋气，动则心悸气短，心神不安，项强背冷，反复感冒，低热时作。

舌脉：舌质淡，苔白腻，脉濡或结代。

治法：益气养心，化湿解毒。

方药：《博爱心鉴》保元汤合《脾胃论》补中益气汤加减。

基本方：黄芪 20g，太子参 15g，肉桂 5g，白术 12g，当归 10g，陈皮 10g，茯苓 20g，炙甘草 10g，升麻 6g，赤芍 15g，麦冬 15g，车前子 25g（包煎）等。

3. 心肾不交证

主症：心悸怔忡，失眠健忘，腰酸耳鸣，气短胸闷，口干心烦，神疲乏力。

舌脉：舌质淡红，脉细数。

治法：养心安神，交通心肾。

方药:《韩氏医通》交泰丸合《医醇賸义》离照汤加减。

基本方：人参 10g（另煎），丹参 15g，黄连 6g，肉桂 3g，青皮 10g，陈皮 10g，五味子 9g，沉香 3g，茯神 30g，郁金 12g，琥珀屑 6g 等。

（二）中期阶段

1. 气虚血瘀证

主症：心悸气喘，神疲乏力，遇劳加重，喘息，尿少，面色晦暗，唇甲色紫。

舌脉：舌质淡暗或紫暗有瘀点、瘀斑，舌底脉络瘀紫或边有齿痕，苔薄白，脉细涩。

治法：益气活血，理气通脉。

方药：益气通脉汤（郭士魁、郭维琴教授经验方）加减。

基本方：党参 15g（或人参 10g），黄芪 25g，黄精 15g，丹参 20g，红花 10g，鬼箭羽 12g，郁金 10g，枳壳 10g，片姜黄 10g 等加减。

2. 气阴两虚证

主症：心悸气短，乏力体倦，心烦失眠，五心烦热，头目昏花，口干眼涩。

舌脉：舌质红，苔薄白或苔少，脉细软无力或结代。

治法：益气养阴，宁心通脉。

方药:《内外伤辨惑论》生脉饮合《济生方》济生肾气丸加减。

基本方：黄芪25g，太子参（或党参）15g，麦冬15g，五味子9g，黄精15g，熟地黄15g，山茱萸15g，茯苓15g，猪苓10g，炒酸枣仁15g，煅牡蛎30g（先煎），炙甘草9g等。

3. 心肾阳虚证

主症：心悸怔忡，短气喘促，或咳逆倚息不得卧，精神不振，畏寒肢冷，尿少浮肿，神倦乏力，腰膝酸软。

舌脉：舌暗，舌苔薄白或白滑，脉沉细或沉弱、结代或促。

治法：温阳益气，利水平喘。

方药:《济生方》济生肾气丸加减。

基本方：黑顺片10g（先煎），桂枝10g，熟地黄15g，茯苓15g，山药30g，山茱萸15g，泽泻15g，泽兰15g，川牛膝15g，车前子30g，菟丝子30g等。

（三）晚期阶段

1. 气虚血瘀饮停证

主症：胸闷憋气，动则加重，夜间咳喘，或咯吐白泡沫样痰，心下悸动，尿少，下肢浮肿，四末不温，面唇暗紫。

舌脉：舌质紫，苔白滑腻，脉弦滑或结。

治法：化痰祛瘀利水。

方药：益气泻肺方（郭维琴教授经验方）加减。

基本方：党参 15g，黄芪 25g，桑白皮 12g，葶苈子 15g，泽兰 15g，猪苓 15g，茯苓 15g，车前子 20g，丹参 20g，红花 10g。

2. 阳虚水泛证

主症：心悸气急，咳喘痰多，动则喘息，倚息不得卧，恶心纳呆，畏寒肢冷，尿少浮肿。

舌脉：舌质淡胖，边有齿痕，苔薄白，脉沉细而数，重取无力，或虚大结代。

治法：温阳利水，化痰平喘。

方药：《伤寒论》真武汤合葶苈大枣泻肺汤加减。

基本方：黑顺片 10g（先煎），茯苓 15 ～ 30g，炒白术 15g，酒白芍 15g，生姜 10g，葶苈子 30g，桑白皮 15g，陈皮 9g，大腹皮 15g，黄芪 30g，党参 15g，车前子 30g，大枣 10g 等。

中医特色疗法

（一）针灸

1. 体针

选穴：内关、神门、中脘、下脘、气海、关元、水分、水道等。

方法：每次取 4 ～ 5 穴，每日 1 次，7 ～ 10 日为 1 个疗程，休息 2 ～ 7 日再行下一个疗程。

2. 耳针

选穴：心、肺、肾、脾、神门、内分泌、三焦等。

方法：用磁珠或王不留行籽压穴，每次取 4 ～ 6 穴，两耳交替，3 日换药 1 次，5 次为 1 个疗程，共 1 ～ 4 个疗程。

3. 艾灸

选穴：气海、关元、肺俞、心俞等。

方法：每次选腹部 2 穴或背部 2 穴，用艾条灸 15 ～ 20 分钟，灸至皮肤潮红，每日 1 次，10 次为 1 个疗程。

（二）护理调摄

1. 生活起居

注意休息，适当限制活动量，避免持重、屏气及剧烈的体能活动，以减少气血耗伤。保持空气新鲜流通，阳光充足，室内寒暖适宜，防感冒。

2. 饮食调理

饮食清淡，宜低盐、低脂、高蛋白和高维生素，控制钠盐及动物脂肪的摄入，忌食甘肥厚腻及生冷之品。少食多餐。日常饮食可选择益气养阴如山药、木耳、黄芪粥、莲子粥等，化饮利水如薏苡仁、莲子、赤小豆等，清心宁心的莲子心、苦瓜等，益气温阳如清蒸黑鱼等。

3. 情志调摄

保持心情舒畅，情绪稳定，避免情绪过激，以良好的心态积极接受早期系统治疗。

4. 运动调理

习练六字诀、八段锦、郭氏益智养心操等。

第二节　扩张型心肌病的西医诊疗要点及原则

定义与病因分类

扩张型心肌病（DCM）是一种异质性心肌病，以心室扩大和心肌收缩功能降低为特征，发病时除外高血压、心脏瓣膜病、先天性心脏病或缺血性心脏病等，临床表现为心脏逐渐扩大、心室收缩功能降低、心衰、室性和室上性心律失常、传导系统异常、血栓栓塞和猝死。

伴随着分子遗传学的发展，基于遗传学的新分类方案将扩张型心肌病分为原发性和继发性两类。

（1）原发性DCM：①家族性DCM（FDCM）：约60%的FDCM患者显示与DCM相关的60个基因之一的遗传学改变，其遗传方式主要为常染色体显性遗传。②获得性DCM：指由遗传易感与环境因素共同作用引起的DCM。③特发性DCM：原因不明，需要排除全身性疾病，约占DCM的50%。

（2）继发性DCM：指全身性系统性疾病累及心肌，心肌病变仅是系统性疾病的其中一部分。

DCM病因诊断的生物标志物包括遗传标记物和免疫标记物。DCM免疫标记物抗心肌抗体（AHA）是机体产生的针对自身心肌蛋白分子抗体的总称，AHA检测阳性可反映患者体内存在自身免疫损伤，常见于病毒性心肌炎及其演变的DCM。

影像学检查

超声心动图（UCG）检查：是诊断和评估DCM常用的重

要检查方法。主要表现为：①心脏扩大：早期左心室扩大，后期各心腔均有扩大，常合并有二尖瓣和三尖瓣反流、肺动脉高压。②左室壁运动减弱：绝大多数左室壁运动弥漫性减弱、室壁相对变薄，可合并右室壁运动减弱。③左室收缩功能下降：左室射血分数（LVEF）＜ 45%，左室短轴缩短率（LVFS）＜ 25%；合并有右室收缩功能下降时，三尖瓣环位移距离（TAPSE）＜ 1.7cm，右室面积变化分数（FAC）＜ 35%。④其他：附壁血栓多发生在左室心尖部。

心脏磁共振（CMR）检查：CMR 平扫与延迟增强成像（LGE）不仅可以准确检测 DCM 心肌功能，而且能清晰识别心肌组织学特征（包括心脏结构、心肌纤维化瘢痕、心肌活性等），是诊断和鉴别心肌疾病的重要检测手段。LGE+T1mapping（定性）+ECV（定量）技术在识别心肌间质散在纤维化和心肌纤维化定量方面更有优势，对 DCM 风险评估及预后判断具有重要意义。

胸部 X 线检查：心影向左侧或双侧扩大，心胸比＞ 0.5，常伴有肺淤血、肺水肿、肺动脉高压或胸腔积液等表现。

心电图、动态心电图：是常用检查方法。可见多种心电图异常（如各类期前收缩、心房颤动、传导阻滞及室性心动过速等）。此外，还有 ST–T 改变、低电压、R 波递增不良，少数可见病理性 Q 波，多系心肌广泛纤维化所致，应与心肌梗死相鉴别。

冠状动脉（冠脉）造影 /CT 血管成像（CTA）检查：主要用于排除缺血性心肌病（ICM）的可能。

放射性核素扫描（ECT）检查：核素血池扫描可见舒张末期和收缩末期左心室容积增大，LVEF 降低。运动或药物负荷心肌显像可用于排除冠状动脉疾病引起的ICM。

心内膜心肌活组织检查：DCM心肌病变主要是心肌纤维化，心内膜心肌活组织检查和组织病理学检查有助于心肌病的病因诊断与鉴别诊断。

诊断要点

1. 临床诊断标准

DCM的临床诊断标准为具有心室扩大和心肌收缩功能降低的客观证据：①左心室舒张期末内径（LVEDd）> 50mm（女性）和LVEDd > 55mm（男性）（或>年龄和体表面积预测值的117%，即预测值的2倍SD+5%）；② LVEF < 45%（Simpsons法）或LVEF < 25%；③发病时除外高血压、心脏瓣膜病、先天性心脏病或缺血性心脏病。

2. 病因诊断

（1）家族性DCM：符合DCM临床诊断标准，具备下列家族史之一者即可诊断：① 一个家系中（包括先证者在内）有≥2例DCM患者；②在DCM患者的一级亲属中有尸检证实为DCM，或有不明原因的50岁以下猝死者。推荐进行DCM遗传标志物检测，为DCM基因诊断提供依据。

（2）我国常见的获得性DCM，具体如下：

免疫性DCM：符合DCM临床诊断标准，抗心肌抗体被检测为阳性，或具有以下3项证据之一：①存在经心肌活组织检查证实有炎症浸润的病毒性心肌炎病史；② 存在心肌炎自然演变为心肌病的病史；③肠病毒RNA的持续表达。对于心脏扩大的心衰患者，推荐常规检测抗心肌抗体，可提供 DCM 免疫诊断，指导选择针对性治疗策略和预测 DCM 猝死和死亡风险的依据。

酒精性心肌病（ACM）：符合 DCM 临床诊断标准，长期大量饮酒（WHO 标准：女性＞ 40g/d，男性＞ 80g/d，饮酒＞ 5 年），既往无其他心脏病病史，早期发现并戒酒 6 个月后 DCM 的临床症状得到缓解。饮酒是导致心功能损害的独立因素，建议戒酒 6 个月后再进行临床状态评价。

围生期心肌病（PPCM）：符合 DCM 临床诊断标准，多发生于妊娠期的最后 1 个月或产后 5 个月内。抗心肌抗体在 46% ～ 60% 的 PPCM 患者中检测为阳性，推荐常规检测嗜心肌病毒和抗心肌抗体。

心动过速性心肌病（TCM）：符合 DCM 临床诊断标准，具有每天发作总时间≥ 12% ～ 15% 的患者持续性心动过速，包括窦房折返性心动过速、房性心动过速、持续性交结性心动过速、心房扑动、心房颤动和持续性室性心动过速等，心室率多＞ 160 次 /min，少数可能只有 110 ～ 120 次 /min，其临床表现与个体差异有关。

特发性 DCM：符合 DCM 临床诊断标准，病因不明。抗心肌抗体在 41% ～ 85% 特发性 DCM 患者中被检测为阳性，推荐检测抗心肌抗体。

（3）我国常见的继发性 DCM，具体如下：

自身免疫性心肌病：符合 DCM 临床诊断标准，具有系统性红斑狼疮、结缔组织病或白塞病等证据。

代谢（内分泌性和营养性疾病）继发的心肌病：符合 DCM

临床诊断标准，具有嗜铬细胞瘤、甲状腺疾病、肉毒磷代谢紊乱或微量元素（如硒）缺乏等导致心肌病的证据。

其他器官疾病并发心肌病：如尿毒症性心肌病、贫血性心肌病或淋巴瘤浸润性心肌病等，符合 DCM 的临床诊断标准。

治疗方案及原则

DCM 的防治宗旨是阻止基础病因介导的心肌损害，有效控制心衰和心律失常，预防猝死和栓塞，提高患者的生活质量及生存率。国内多中心临床试验资料将 DCM 分为 3 期，即早期阶段（NYHA 心功能Ⅰ级）、中期阶段（心功能Ⅱ～Ⅲ级）和晚期阶段（心功能Ⅳ级）。DCM 初次诊断时患者的心功能状态各异，DCM 的早期诊断和治疗可明显改善患者的预后。

1. 心衰的药物治疗

①早期阶段：应针对 DCM 病因治疗（如免疫性 DCM 的免疫学治疗）；针对心室重塑进行早期药物干预，包括 β 受体阻滞剂和血管紧张素转换酶抑制剂（ACEI）/ 血管紧张素Ⅱ受体阻滞剂（ARB），可减少心肌损伤和延缓病变发展，显著改善 DCM 患者和成年人心衰患者的预后。

②中期阶段：针对心衰病理生理机制的三大系统的异常激活，采用三大类神经激素拮抗剂［β 受体阻滞剂、ACEI/ARB/ARNI、醛固酮受体拮抗剂（MRA）］治疗被证实能够降低心衰患者的病死率。

存在体液潴留的患者应限制钠盐摄入和合理使用利尿剂。利尿剂通常从小剂量开始，如每日托拉塞米 10 ～ 20mg 等，根据尿量口服补充氯化钾，或每日用复方盐酸阿米洛利 1 ～ 2 片，并逐渐增加剂量直至尿量增加，体重每日减轻 0.5 ～ 1.0kg，体液潴留症状消失后，提倡长期间断使用利尿剂。伴低钠血症的心衰患者每日口服托伐普坦 7.5 ～ 15.0mg，排水不排钠。利尿剂治疗疗效欠佳，推荐超滤治疗以清除体液潴留。

所有无禁忌证者都应积极使用 ACEI/ARB 或 ARNI（沙库巴曲缬沙坦钠片），它们均能降低心衰患者的病死率。

对无禁忌证、病情稳定且 LVEF ＜ 45% 的患者应积极使用 β 受体阻滞剂，从小剂量开始，如患者能耐受，则每 2 ～ 4 周将剂量加倍，以达到静息心率不小于 55 次 /min 为目标剂量或最大耐受量。

中、重度心力衰竭且无肾功能严重受损的患者可使用醛固酮受体拮抗剂（MRA），每日螺内酯 10 ～ 20mg；对合并肾功能不全的患者建议谨慎使用或不使用，注意血钾监测，避免高钾血症。地高辛主要适用于心力衰竭合并快速房颤的患者，可减慢心室率，但应注意监测患者体内的地高辛浓度。

对经 β 受体阻滞剂治疗后心率＞ 70 次 /min 的患者，可使用伊伐布雷定 2.5 ～ 7.5mg，每日 2 次。不提倡首先用伊伐布雷定控制患者心率，更强调 β 受体阻滞剂治疗 DCM 的多种药理作用及其临床获益。

③晚期阶段：经利尿剂、ACEI/ARB/ARNI、β 受体阻滞剂、螺内酯、地高辛等药物治疗后心衰症状仍然不能缓解的患者，可考虑静脉滴注正性肌力药物［如多巴胺 2 ～ 5μg/（kg · min），多巴酚丁胺 2 ～ 5μg/（kg · min）；米力农 25 ～ 50μg/kg 负荷

量，继以 0.375 ～ 0.750μg/（kg · min）；左西孟旦 12μg/kg 静脉注射 10min，继以 0.1μg/（kg · min）] 和血管扩张剂 [硝普钠 0.3 ～ 5.0μg/（kg · min）（< 72h）；奈西立肽（重组人 B 型脑钠肽）1.5 ～ 2.0μg/kg 静脉注射，继以 0.01μg/（kg · min）]，作为姑息疗法短期治疗（3 ～ 4d），以缓解症状。

药物仍未能改善症状者，建议进行超滤治疗、左心室辅助装置或心脏移植等非药物治疗。

2. 心衰的心脏再同步化（CRT）治疗

DCM 心衰患者心电图显示 QRS 波时限延长> 150ms，提示存在心室收缩不同步，可导致心衰的病死率增加。对于存在左右心室显著不同步的心衰患者，CRT 可恢复左右心室及心室内的同步激动，减轻二尖瓣反流，增加心排血量，改善心功能。CRT 适用于窦性心律且 QRS ≥ 150ms 伴左束支传导阻滞，经标准和优化的药物治疗后仍持续有症状且 LVEF ≤ 35% 的患者。由于 DCM 患者心室壁变薄，建议安装 CRT 电极前先进行 UCG 评价。

3. 心律失常和猝死的防治

（1）药物治疗：室性心律失常和猝死是 DCM 的常见临床表现，预防猝死主要是控制诱发室性心律失常的可逆性因素：①纠正心衰，降低室壁张力；②纠正低钾、低镁；③改善神经激素功能紊乱，选用 ACEI 和 β 受体阻滞剂（有直接抗心律失常的作用）；④避免药物因素（如洋地黄、利尿剂）的毒副作用。

（2）植入型心律转复除颤器（ICD）：恶性心律失常及其导致的猝死是 DCM 的常见死因之一，ICD 能降低猝死率，可用于心衰患者猝死的一级预防；亦可降低心脏停搏存活者和有症状的持续性室性心律失常患者的病死率，即作为心衰患者猝死的二级预防。

一级预防：对经过≥ 3 个月的优化药物治疗后仍有心衰症状，LVEF ≤ 35% 且预计生存期＞ 1 年，状态良好的 DCM 患者推荐 ICD 治疗。

二级预防：对曾发生室性心律失常伴血流动力学不稳定且预期生存期＞ 1 年的状态良好的 DCM 患者，推荐 ICD 治疗以降低 DCM 猝死及全因死亡风险。

4. 栓塞的防治

DCM 患者的心房、心室扩大，心腔内常见附壁血栓形成。栓塞是本病常见的并发症，对于已经有附壁血栓形成和血栓栓塞并发症的患者，必须接受长期抗凝治疗。由于多数 DCM 心衰患者存在肝淤血，口服华法林时须调节剂量使国际标准化比值（INR）保持在 1.8 ～ 2.5 之间，或使用新型抗凝药（如达比加群酯、利伐沙班）。

合并心房颤动的患者（CHA_2DS_2–VASc 评分≥ 2），应考虑接受口服抗凝治疗，可使用华法林或新型抗凝药，预防血栓形成及栓塞。单纯 DCM 患者如无其他适应证，不建议常规应用华法林和阿司匹林。

5. 免疫学治疗

免疫性 DCM 是获得性 DCM 最常见的类型，DCM 的发病机制与自身免疫反应（尤其是抗心肌自身抗体）有关，针对免疫性 DCM 进行免疫治疗。

6. 阻止抗体致病作用的治疗

适用于DCM早期、抗 β_1AR抗体和（或）抗L–CaC抗体阳性、合并有室性心律失常的患者，治疗目的是尽早保护心肌，预防猝死。

禁忌证：低血压、心动过缓和房室传导阻滞，其中地尔硫䓬禁用于LVEDd ≥ 7.0cm和心功能Ⅱ～Ⅳ级的患者。

治疗措施：① 针对抗 β_1AR抗体阳性选择β受体阻滞剂：根据J–CHF和MDC试验，推荐从小剂量开始逐渐增加至最大耐受剂量，每日酒石酸美托洛尔25～200mg或琥珀酸美托洛尔缓释剂23.75～190mg，卡维地洛2.5～20mg，每日3次，进行早期和长期治疗；②针对抗L–CaC抗体阳性选择地尔硫䓬：地尔硫䓬30mg，每日2～3次，或地尔硫䓬缓释剂90mg，每日1次，进行早期阶段的治疗。

7. 免疫吸附治疗

近年来，免疫吸附和免疫球蛋白补充（IA/IgG）治疗DCM的模式逐渐成熟，开展了大量单中心小样本和多中心临床试验。研究显示清除AHA可获得良好结果，IA/IgG治疗可用于AHA阳性的DCM患者。

8. 免疫调节治疗

中药芪苈强心胶囊治疗新近诊断的DCM患者具有免疫调节和改善患者心功能的作用，中药党参、黄芪和葛根等具有降低DCM血浆炎性因子表达和改善心功能的作用，推荐用于DCM早期的免疫调节治疗。芪苈强心胶囊1.2g，每日3次，推荐早期和长期治疗。DCM患者的免疫调节治疗还需要继续探索。

9. 心肌代谢药物治疗

FDCM 由于存在与代谢相关酶的缺陷，可应用能量代谢药物改善心肌代谢紊乱。曲美他嗪能抑制游离脂肪酸 β 氧化，促进葡萄糖有氧氧化，利用有限的氧产生更多 ATP，具有优化缺血心肌能量代谢的作用，有助于改善心肌功能。联合曲美他嗪治疗可降低 CHF（包括缺血性和非缺血性心肌病）患者的心源性住院率，改善其临床症状和心功能，同时延缓左室重构，但未能改善事件发生率及预后，曲美他嗪 20mg，每日 3 次。辅酶 Q_{10} 参与氧化磷酸化及能量的生成过程，并有抗氧自由基及膜稳定作用，辅酶 Q_{10} 治疗 CHF 患者能够显著改善运动耐量、心功能和病死率，辅酶 $Q_{10} \geq 20mg$，每日 3 次。

10. 心衰的超滤治疗

可以充分减轻 DCM 失代偿性心衰患者的容量负荷，缓解心衰的发生发展，特别是对利尿剂抵抗或顽固性充血性心衰患者，疗效更为显著，可缩短心衰患者的住院时间，降低患者再住院率。适应证：①利尿剂抵抗；②近期液体负荷明显增加，体液潴留明显，心衰症状进行性加重。禁忌证：①低血压；②合并全身性感染，有发热、全身中毒症状、白细胞升高等表现；③血肌酐 ≥ 3mg/dL（265μmol/L）；④需要透析或血液滤过治疗；⑤有肝素抗凝禁忌证。

11. 左心室辅助装置治疗

随着药物和非药物治疗的广泛开展，多数 DCM 患者的生存率得到提高，但部分患者尽管采用了最佳治疗方案仍进展至心衰晚期，因此在等待心脏移植期间可考虑使用左心室辅助装置进行短期过渡治疗。

12. 心脏移植

DCM 患者出现难治性心衰（对常规内科或介入等方法治疗无效）时，心脏移植是目前唯一已确立的外科治疗方法。适应证：①心肺运动测试峰耗氧量：对于不能耐受 β 受体阻滞剂的患者，峰耗氧量＜ 14mL/（kg·min）应考虑行心脏移植；正在使用 β 受体阻滞剂的患者，峰耗氧量＜ 12mL/（kg·min）应考虑心脏移植。②对年龄＞ 70 岁的患者慎重选择后，可以考虑心脏移植。③术前体重指数（BMI）＞ 35kg/m^2 的患者，心脏移植术后预后更差，建议此类肥胖患者在术前将 BMI 降至≤ 35kg/m^2。

心脏康复治疗

1. 注意休息

DCM 失代偿性心衰阶段应注意卧床休息，减少心脏做功，但可以在床上进行适当肢体活动，以防止血栓形成。

2. 限制钠盐和水的摄入

一般钠盐摄入量＜ 3g/d，液体摄入量 1.0 ～ 1.5L/d，以减轻心脏前负荷。

3. 控制和去除可能导致心力衰竭加重的外在因素

控制体重（BMI 为 30 ～ 35kg/m^2），避免肥胖或恶病质；控制可能的并发症，如病毒感染、高血压、糖尿病、贫血等。

4. 适当运动

心衰稳定后可在医护人员监测下进行适当的有氧运动，增加运动耐量和提高生活质量是心脏康复治疗的核心内容。当患者运动耐量＞ 5 个代谢当量（METs）时，可以进行常规有氧运动；如运动耐量≤ 5 METs，只能进行最大耐受量 50% 的运动，以后根据医生的评估再考虑逐渐增加运动强度。

5. 改善睡眠

作息时间规律，保证充足睡眠，避免神经功能失调。

6. 加强心理辅导

正视 DCM 和心衰，配合治疗，减轻精神压力。

第六章　风湿性心脏病

第一节　风湿性心脏病的中医诊疗

风湿性心脏病，中医古籍中并无“风湿性心脏病”的病名，《素问·痹论》曰：“心痹者，脉不通，烦则心下鼓，暴上气而喘。”《金匮要略广注·胸痹心痛短气病脉证治》曰“若阳虚而血结气聚，痰饮垢腻，凝滞不行，则痹生焉”，阐明了心痹病是因阳虚气聚，痰浊瘀阻，血脉运行不畅，终致心脏受损的病理机制。该病因心脏瓣膜受损，必要时可应用现代医学介入或手术治疗以达到最佳治疗效果。

病因病机

心痹的病因病机主要为先天禀赋不足，营血内亏，卫表不固，使六淫邪气乘虚而入，伤及气血经脉，久及脏腑；或嗜食辛辣厚味，蕴湿生热；或久居湿地，或长期在水中作业，感受湿邪，日久化热，侵及腠理，渐及筋骨，久病入络，累及心脏，发为心痹；或久劳伤及心脾，心脾气虚，复感六淫邪气，从里蕴湿化热，闭阻经络，气血凝滞不行，痹阻心脉，久伤阳气，发为心痹。

诊断要点

主要症状：胸闷、气短、乏力，甚则出现呼吸困难。

次要症状：心慌、咯血、咳嗽、水肿、紫绀。

根据以上症状，结合二维超声心动图检查即可诊断。

辨证论治

1. 热毒侵心证

主症：初期多见发热或高热，咽痛，或有关节疼痛，继而出现心悸不宁，肌肤斑疹隐隐，胸闷，气短，动辄加重。

舌脉：舌红绛或紫暗，苔黄厚腻，脉浮数或滑数。

治法：清热解毒，养心安神。

方药：《温病条辨》清营汤加减。

基本方：水牛角片 10 ～ 30g，地黄 15g，玄参 15g，金银花 10g，连翘 15g，黄连 9g，淡竹叶 9g，丹参 15g，麦冬 12g，太子参 15g，桔梗 9g，甘草 6g 等。

2. 营卫两虚证

主症：恶寒怕冷，咳嗽，咯痰或干咳，气短，心悸，气促，动则加剧，或夜间突发气促，易感冒。

舌脉：舌质淡红，苔薄白，脉细弱，或细数。

治法：补益心肺，补气养血。

方药：《仁斋直指方论》养心汤加减。

基本方：黄芪 20g，党参 15g，茯神 20g，当归 12g，川芎 10g，炙甘草 9g，清半夏 9g，柏子仁 12g，酸枣仁 15g，远志 9g，五味子 9g，黄连 3g，肉桂 5g 等。

3. 阳虚证

主症：心悸烦热，两颧红紫，面色黧黑，喘、咳、气短，腹胀，四肢不温，自汗，尿少，心下痞坚，肢体浮肿。

舌脉：舌质淡红，苔白水滑，脉沉细。

治法：补益心肾，温阳利水。

方药：《金匮要略》木防己汤合葶苈大枣泻肺汤加减。

基本方：人参 20g，桂枝 10g，木防己 15g，生石膏 20g（先煎），茯苓 15g，白术 10g，生姜 10g，葶苈子 30g，大枣 15g，炙甘草 9g，车前子 20g（包煎）。

4. 阳气虚衰、血瘀水停证

主症：口唇紫绀，两颧暗红，或胁下痞块，颈脉曲张，指甲青紫，胸闷胁痛或脘腹胀痛，心悸气短，下肢浮肿。

舌脉：舌紫暗或有瘀斑，苔白腻水滑，脉细或涩。

治法：温阳益气，活血利水。

方药：益气泻肺汤加减。

基本方：党参 15g，黄芪 20 ～ 30g，桑白皮 15g，葶苈子 15g，泽兰 15g，猪苓 10g，茯苓 15g，车前子 20g（包煎），丹参 20g，水红花子 10g，川牛膝 15g，淫羊藿 10g 等。

中医特色疗法

（一）针灸

1. 体针

取内关、膻中、间使、通里、心俞等穴，用平补平泻针法调气活血，利水消肿，可选水分、水道、阳陵泉透阴陵泉等穴。

2. 耳针

取耳穴心、肺、神门、小肠、交感、皮质下。

3. 艾灸

采用热敏艾条，运用回旋灸、雀啄灸、循经往返灸等热敏灸手法，在气海、关元、心俞、厥阴俞、足三里、内关等穴温补心肾阳气。

（二）护理调摄

1. 生活起居

慎起居，注意保暖，避免感受寒湿，重视对痹病、感冒、乳蛾、烂喉痧等疾病的治疗，积极预防和控制风湿热的发生，以免病情加重。平素注意体育活动，增强抵御外邪的能力，如已出现心肌炎等表现则应注意休息，可根据身体状况选择散步、打太极拳等活动方式，避免增加心脏负担。

2. 饮食调理

合理饮食，应定时、定量，避免饱食；给予低盐、低脂、高热量、高纤维素饮食，尽可能多地食用含不饱和脂肪酸的食物（如鱼类），多食用新鲜蔬菜和瓜果，以减少便秘与腹胀，避免增加心脏负担。避免食用辛辣等刺激性食物，少喝咖啡和浓茶。

3. 情志调摄

保持心情愉悦，避免不良情绪的刺激。

第二节　风湿性心脏病合并心脏瓣膜病的西医诊疗要点及原则

一、二尖瓣狭窄

各种原因损害二尖瓣装置结构（包括二尖瓣环、二尖瓣前/

后瓣叶、腱索和乳头肌）中的某一部分，致使二尖瓣口不能适当地开放，引起二尖瓣一定程度的阻塞，即称二尖瓣狭窄。正常二尖瓣口面积约 4 ～ 6cm^2，瓣口面积＜ 2cm^2 称为二尖瓣狭窄，其中 1.5 ～ 2.0cm^2 为轻度狭窄，1 ～ 1.5cm^2 为中度狭窄，＜ 1.0cm^2 为重度狭窄。最常见病因为风湿病，患者中 2/3 有风湿热史，青年、中年人多见。其他非风湿性病因有左心房黏液瘤、先天畸形、结缔组织病、二尖瓣环钙化、缩窄性心包炎（局限于左房室沟处的心包缩窄）等。成人二尖瓣狭窄几乎均由风湿热引起，二尖瓣环及环上区钙化造成的二尖瓣狭窄多发生于老年人。二尖瓣狭窄的基本病变是瓣膜及瓣下组织炎症粘连、开放受限造成狭窄。

临床表现

瓣口面积＞ 1.5cm^2 时多无明显症状，或仅在活动时出现气促、喘憋等症状，当瓣口面积＜ 1.5cm^2 时出现明显症状。

（1）呼吸困难：随病情进展可依次出现劳力性呼吸困难、日常活动即引起呼吸困难及端坐呼吸。在劳累或情绪激动等应激情况下，可出现急性肺水肿。

（2）咳嗽：多在夜间睡眠时及劳动后，多为干咳，并发感染时可咳黏液痰或脓痰。

（3）咯血：可表现为痰中带血或血痰、大量咯血或粉红色泡沫样痰，后一种为急性肺水肿的特征表现。

（4）嘶哑：为左心房扩大和左肺动脉扩张压迫左喉返神经所致。

（5）胸痛：约 15%的患者有胸痛症状。

（6）右心衰竭症状：随病情进展至右心功能受累时出现，主要表现为少尿、水肿等。

（7）并发症：心律失常（以房性期前收缩、房速、房扑、房颤等房性心律失常多见）、急性肺水肿、充血性心力衰竭、血栓栓塞症、肺部感染、感染性心内膜炎等。

诊断要点

（1）有或无上述症状。

（2）心尖区闻及隆隆样舒张期杂音。

（3）X 线、心电图显示左心房扩大。

（4）超声心动图显示二尖瓣狭窄的征象，是重要的诊断依据。

治疗方案及原则

（1）内科治疗：病因治疗（如积极预防和治疗风湿疾病）；减少或避免剧烈体力活动；治疗并发症（包括咯血、左心衰和右心衰、心律失常、抗凝治疗血栓栓塞等）。

（2）介入治疗：对单纯二尖瓣狭窄患者，可行经皮穿刺导管球囊二尖瓣扩张成形术。适应证：①心功能Ⅱ～Ⅳ级；②瓣膜无钙化，腱索、乳头肌无明显病变；③二尖瓣狭窄瓣口面积为 0.6～1.5cm^2；④左心房内无血栓；⑤近期无风湿活动，或感染性心内膜炎已完全控制，无动脉栓塞病史。

（3）外科治疗：外科手术的目的在于直接扩张瓣口，改善瓣膜功能，纠正心衰。临床常用手术：①二尖瓣分离术：适用于单纯狭窄，无瓣膜明显关闭不全、明显钙化，瓣叶柔软，无风湿活动，心功能Ⅱ～Ⅲ级者；②人工瓣膜置换术：适用于瓣膜病变严重（如粘连、钙化、缩短变形、无弹性之漏斗型二尖瓣狭窄等）或伴有明显关闭不全、心功能分级不超过Ⅲ级的患者。

二、二尖瓣关闭不全

二尖瓣装置结构（包括二尖瓣环、二尖瓣前/后瓣叶、腱索和乳头肌）中的任一部分发生结构异常或功能障碍，造成二尖瓣口不能完全密闭，使心室在收缩时，左心室血液反流入左心房，即称二尖瓣关闭不全。二尖瓣关闭不全的病因大多为风湿病，患者中约1/2合并有二尖瓣狭窄，男性多见。非风湿性病因有冠心病等多种疾病导致的乳头肌功能衰竭、二尖瓣脱垂、左心室增大，导致功能性二尖瓣关闭不全、先天性畸形、二尖瓣环钙化、结缔组织病等。慢性二尖瓣关闭不全的主要病理生理改变是左心室每搏输出量的一部分反流入左心房，使向前射出的每搏输出量减少，随病程进展，由于左心房、左心室的扩大和压力的增高，导致肺淤血、肺动脉高压和右心负荷增大，使右心房、右心室肥大，最终引起右心衰竭。而急性二尖瓣关闭不全患者由于左心房大小和顺应性正常，突然出现急性二尖瓣反流，左心房压和肺毛细血管楔压会迅速升高，导致肺淤血、急性肺水肿。

临床表现

急性重度二尖瓣关闭不全常很快出现气促、乏力、心悸等症状。慢性者病程较长，症状出现较晚。

（1）轻度：患者多无明显自觉症状。

（2）中度以上：因回流入左心房的血量增多，患者可出现疲倦、乏力和活动后气促等症状。

（3）重度：患者可出现劳力性呼吸困难、疲乏、活动耐力显著下降等症状。

（4）较晚期：可出现急性肺水肿、咯血和右心衰竭等症状，但发生率及程度均低于二尖瓣狭窄。

（5）晚期：右心衰竭时可出现肝脏淤血肿大、有触痛、踝部水肿、胸腔积液（或腹腔积液）等症状。

（6）急性：可发生急性左心衰竭或肺水肿。

（7）体征：心尖部可闻及全收缩期吹风样杂音，吸气时减弱；第一心音减弱。若系二尖瓣脱垂所致者，在心尖区可闻及收缩中晚期杂音伴收缩中期喀喇音；心界向左下扩大，呈抬举样搏动；肺动脉高压和右心衰竭时，可有颈静脉怒张、肝大、下肢水肿等体征。

（8）并发症：呼吸道感染、心力衰竭、房颤（慢性者多见，出现较晚）、感染性心内膜炎（较二尖瓣狭窄患者多见）、栓塞等。

诊断要点

（1）既往有风湿热史或手术创伤史。

（2）心尖部呈抬举样搏动并闻及响亮的全收缩期杂音，向左腋下传导。

（3）X 线、心电图提示左心房扩大，左心室肥厚。

（4）超声心动图显示二尖瓣关闭不全的征象。

治疗方案及原则

1. 急性二尖瓣关闭不全

①内科治疗：急性者如果平均动脉压正常，可使用减轻心脏负荷的血管扩张剂治疗，包括静脉滴注硝普钠或酚妥拉明降低肺

动脉高压、增加心排血量、减少反流量，ACEI 等亦有助于减少反流量。②经皮主动脉内球囊反搏装置（IABP）治疗：对于无左心室肥厚、扩张而出现急性肺水肿、心源性休克者，尤其心肌梗死后发生乳头肌、腱索断裂时，IABP 治疗有助于稳定病情过渡到外科手术治疗。③外科治疗：医源性或感染性心内膜炎和腱索断裂引起的急性二尖瓣关闭不全，经内科或 IABP 治疗无效者须立即行二尖瓣成形术或瓣膜置换术。

2. 慢性二尖瓣关闭不全

（1）内科治疗：病因治疗（如积极预防和治疗风湿疾病，控制风湿活动）；限制体力活动和钠盐摄入；治疗并发症（包括心力衰竭、房颤、抗凝治疗预防血栓栓塞等）；无症状、左心功能正常的患者可长期随访，无须特殊治疗。

（2）外科治疗：二尖瓣关闭不全和反流会增加心脏负荷，最终只能靠外科手术恢复瓣膜的完整功能。应把握好手术时机，早期手术能取得良好的远期效果，一旦出现左心室功能严重受损、LVEF ＜ 30%、左心室舒张期末内径＞ 80mm，则已不适于手术治疗。

外科术式包括二尖瓣置换术和二尖瓣成形术。二尖瓣置换术适应证：①二尖瓣狭窄伴关闭不全以关闭不全为主或虽有狭窄，但为漏斗型病变；②心功能Ⅲ～Ⅳ级或有急性二尖瓣关闭不全，症状进行性恶化并出现急性左心衰时；③年龄＞ 75 岁的老年患者；④连枷样瓣叶引起的二尖瓣反流；⑤左心室功能衰竭，LVEF ＜ 50%、左心室收缩期末径＞ 45mm、平均动脉压＞ 20mmHg 者，可考虑行瓣膜置换术。二尖瓣成形术适应证：瓣环扩张或瓣膜病变轻、活动度好、非风湿性关闭不全的病例，如二尖瓣脱垂、腱索断裂等。

三、主动脉瓣狭窄

主动脉瓣狭窄的病因包括先天性和获得性两大类。先天性主动脉瓣狭窄主要见于单叶、二叶型主动脉瓣；获得性主动脉瓣狭窄主要为瓣膜退行性改变和钙化，以及动脉粥样硬化性主动脉瓣狭窄，风湿性主动脉瓣狭窄发病率明显下降。梅毒和大动脉炎患者偶见。主动脉瓣狭窄的主要病理生理改变为左心室射血阻力增加，左心室压力负荷过重。

临床表现

成人主动脉瓣狭窄病情进展缓慢，可多年无症状，轻度或重度主动脉瓣狭窄也可终身无症状，而一旦出现症状，如不及时解除狭窄，预后则很差。

（1）心绞痛：表现类似于劳力性心绞痛，无冠状动脉病变者也可发生，主要由肥厚心肌需氧量增加及冠状动脉储备血流减少引起。约 50%的患者合并明显的冠状动脉狭窄。

（2）晕厥：常发生于运动或用力时，主要因脑血流灌注下降。室上性和室性心律失常可导致心排血量突然降低，引起晕厥甚至猝死。

（3）心力衰竭：因左心室肥厚导致的舒张性心力衰竭。表现为劳力性呼吸困难、夜间阵发性呼吸困难、端坐呼吸和肺水肿等。

诊断要点

（1）有（或）无上述症状。

（2）主动脉瓣区收缩期喷射性杂音。

（3）心电图、胸片显示左心室肥厚、扩大。

（4）超声心动图显示主动脉瓣开放受限，瓣口血流速度加快。根据超声心动图所见，将主动脉瓣狭窄分为轻度、中度、重度。

治疗方案及原则

（1）随访：无症状患者应定期随访，评价症状、体征，定期行超声心动图检查，预防感染性心内膜炎。

（2）内科治疗：无症状者无特殊药物治疗，一旦出现症状应尽快行手术治疗。对不能手术者，先用药物控制心力衰竭症状，同时酌情使用硝酸酯类及血管紧张素转换酶抑制剂等扩血管药物。

（3）外科治疗：①主动脉瓣瓣膜置换术：有主动脉瓣狭窄症状，超声心动图提示主动脉瓣中度或重度狭窄的患者应施行主动脉瓣置换术，该手术可显著改善患者预后。②主动脉瓣球囊成形术：已被证明不能降低死亡率，且有较高的再狭窄率。仅用于有严重心力衰竭且无法承受外科手术的患者缓解症状或作为有风险的瓣膜置换术前的过渡治疗。

四、主动脉瓣关闭不全

主动脉瓣关闭不全可以由主动脉瓣及主动脉根部的异常引起。导致瓣膜异常的常见病因有风湿性心脏病、感染性心内膜炎、退行性瓣膜钙化以及二叶主动脉瓣；主动脉根部异常的病因主要为马方综合征、主动脉夹层、梅毒性主动脉炎、结缔组织病及其他原因引起的主动脉瓣环扩张。根据病程可分为慢性和急性两类。急性主动脉瓣关闭不全主要发生于感染性心内膜炎和主动脉夹层。主动脉瓣关闭不全的血流动力学改变为左心室容量负荷增加，导致左心室扩张和肺淤血。

临床表现

轻度、中度慢性主动脉瓣关闭不全患者通常无症状，重度关闭不全患者也可多年无症状，但一旦出现症状，则病情迅速恶化。

（1）心悸。

（2）心绞痛：因舒张期低血压使冠状动脉灌注减少所致，故可发生于冠状动脉正常的患者。

（3）慢性心力衰竭：表现为夜间阵发性呼吸困难、劳力性呼吸困难、外周水肿。急性主动脉瓣关闭不全患者主要表现为急性肺水肿和低血压。

诊断要点

（1）有（或无）上述症状。

（2）主动脉瓣第二听诊区闻及舒张期吹风样递减型杂音。

（3）心电图、胸片提示左心室肥大。

（4）超声心动图可发现主动脉瓣反流并评价其程度；二维超声心动图可显示瓣膜和主动脉根部的形态，提供病因线索，并测量心腔大小和评估左心室功能。

治疗方案及原则

（1）内科治疗：治疗病因。①无症状者可定期随访，进行系列超声心动图检查。②血管扩张剂可减轻左心室负荷，降低外周血管阻力，增加前向血流，减少反流量，延缓左心室扩张和改善收缩功能。

（2）外科治疗：包括瓣膜置换术和瓣膜成形术。有症状的严重慢性主动脉瓣关闭不全患者，或左心室收缩功能受损、左心室显著扩大（左心室收缩期末径＞45mm，或 LVEF ≤ 50%）的无症状患者，或主动脉根部严重扩张的患者均应手术治疗。急性主动脉瓣反流患者均应手术治疗，血流动力学不稳定的患者应紧急手术。

五、三尖瓣狭窄

三尖瓣狭窄以女性多见，其病理改变类似于二尖瓣狭窄，但损伤较轻。舒张期跨三尖瓣压差＞ 2mmHg 时，狭窄诊断即可成立，但应注意运动、深呼吸、快速补液和阿托品的影响。本病最常见于风湿性心脏病，其他病因包括先天性三尖瓣闭锁和类癌等，右心房肿瘤也可导致类似本病的表现。三尖瓣狭窄多合并关闭不全以及二尖瓣和主动脉瓣损害，单独存在者极少见。

临床表现

（1）症状：心排血量低引起疲乏，体循环淤血致腹胀。

（2）体征：①颈静脉扩张。②胸骨左下缘有三尖瓣开瓣音。③胸骨左缘第 4、5 肋间或剑突附近，紧随着开瓣音后，出现较二尖瓣狭窄杂音弱而短的舒张期隆隆样杂音，伴舒张期震颤。杂音和开瓣音均在吸气时增强，呼气时减弱。④肝大，伴收缩期前搏动。⑤腹水和全身水肿。

诊断要点

（1）具有典型听诊表现和体循环静脉淤血而不伴肺淤血的体征。当三尖瓣狭窄和二尖瓣狭窄并存时，后者所致的肺淤血症状可减轻。

（2）心电图提示右心房扩大，X线显示心影增大，右心房和上腔静脉突出。

（3）典型的超声心动图征象是重要的诊断依据。

治疗方案及原则

（1）内科治疗：以限盐、利尿为主，目的在于减轻体循环淤血症状。房颤患者应控制心室率。

（2）外科治疗：为主要治疗手段。舒张期跨三尖瓣压差＞5mmHg或瓣口面积＜2.0cm^{2}时应行手术治疗。

六、三尖瓣关闭不全

三尖瓣关闭不全多为功能性，由于右心室扩张、瓣环扩大，心脏收缩时瓣叶不能闭合，多见于右心室收缩压增高或肺动脉高压的心脏病，如二尖瓣疾病、先天性心血管病和肺心病等。器质性三尖瓣关闭不全包括三尖瓣下移畸形、风湿性心脏病、三尖瓣脱垂、感染性心内膜炎等。三尖瓣病变也是类癌综合征的临床表现之一。

临床表现

（1）症状：当不合并肺动脉高压时，三尖瓣关闭不全多可耐受；当合并肺动脉高压时，可出现疲乏、腹胀等右心功能不全的症状。

（2）体征：①颈静脉扩张伴明显的收缩期搏动，吸气时增强，反流严重者伴颈静脉收缩期杂音和震颤；②重度反流时，胸骨左下缘有第三心音，吸气时增强；③胸骨左下缘或剑突区有高调、吹风样全收缩期杂音；④三尖瓣脱垂有收缩期喀喇音；⑤可触及肝脏收缩期搏动；⑥有体循环淤血体征。

诊断要点

（1）胸骨左缘下可闻及收缩期杂音，随吸气增强。

（2）X线、心电图显示右心房扩大。

（3）超声心动图有助于诊断、检测三尖瓣反流程度。

治疗方案及原则

（1）内科治疗：主要针对右心功能不全，并控制房颤患者的心室率。

（2）外科治疗：不合并肺动脉高压者不需手术；继发于二尖瓣或主动脉瓣疾病的患者，在行人工瓣膜置换术中可探测三尖瓣反流程度以决定是否手术、行瓣环成形术还是人工瓣膜置换术；三尖瓣下移畸形、感染性心内膜炎等需行人工瓣膜置换术；三尖瓣行机械瓣置换易出现血栓栓塞并发症，故多采用生物瓣。

七、肺动脉瓣狭窄

肺动脉瓣狭窄以先天性畸形最为常见。风湿性心脏病所致者极少见，且病变较轻，多合并其他瓣膜病变。其他病因还包括类癌综合征等。

临床表现

（1）初为隐匿性，可被伴随的疾病症状所掩盖。当肺动脉瓣压力阶差增加时，症状可逐步出现，如劳力性呼吸困难、胸痛和乏力。

（2）肺动脉瓣第二心音减弱，于胸骨左下缘可闻及第四心音。典型的肺动脉狭窄在收缩晚期递增、递减性杂音出现前，于胸骨左缘可闻及高调的收缩期喀喇音。

诊断要点

（1）心电图可显示右心室劳损、肺动脉高压。

（2）超声心动图可确定肺动脉狭窄的部位、性质和程度。

治疗方案及原则

以球囊扩张为主。轻度狭窄（峰压力阶差＜40mmHg）无须治疗；有症状的中度狭窄（峰压力阶差为41～79mmHg）应进行球囊瓣膜成形术；重度狭窄（峰压力阶差＞80mmHg）更应进行球囊瓣膜成形术。瓣膜无弹性的肺动脉瓣狭窄，球囊瓣膜成形术效果差，需行生物瓣置换术或肺动脉瓣同种异体移植术。

八、肺动脉瓣关闭不全

肺动脉瓣关闭不全的最常见病因为继发于肺动脉高压或肺动

脉扩张的肺动脉瓣环扩张，其次为感染性心内膜炎，亦有医源性损伤（如法洛四联症手术）所致者。其他病因包括先天畸形、创伤、类癌综合征、风湿性心脏病等。

临床表现

不合并肺动脉高压者常可耐受，合并肺动脉高压者可出现右心功能不全表现。在多数患者中，肺动脉瓣关闭不全的症状常被原发疾病所掩盖。

胸骨左缘第 2 肋间可扪及肺动脉收缩期搏动，可伴收缩期或舒张期震颤。肺动脉高压时，肺动脉瓣第二心音增强或分裂，胸骨左缘第 2 肋间可闻及收缩期喷射音。胸骨左缘第 4 肋间常有第三和第四心音。继发于肺动脉高压者，在胸骨左缘第 2 ～ 4 肋间有第二心音后立即开始的舒张早期叹气样高调递减型杂音。

诊断要点

（1）胸骨左缘吸气时增强的舒张期杂音，肺动脉第二心音亢进或分裂。

（2）X 线显示右室和肺动脉干扩大，心电图显示右心室肥厚。

（3）超声心动图可定量确定反流程度。

治疗方案及原则

主要治疗原发疾病，仅在严重病变导致难治性心脏瓣膜病时考虑行生物瓣膜置换术或肺动脉瓣同种异体移植。此外，也可采用经皮肺动脉瓣置换术的治疗方法。

九、多瓣膜病变

多瓣膜病变，又称联合瓣膜病变，是指两个或两个以上瓣膜的病变同时存在。病因多为风湿性，少数为老年性退行性改变，累及并损伤两个或以上瓣膜，以二尖瓣狭窄或关闭不全合并主动脉瓣关闭不全或狭窄最为多见，其次为二尖瓣、主动脉瓣和三尖瓣病变同时存在，而肺动脉瓣极少受累。功能性三尖瓣关闭不全在二尖瓣病变晚期很常见。此外，感染性心内膜炎、瓣膜黏液样变性、马方综合征、系统性红斑狼疮等也可造成联合瓣膜病变。

多瓣膜病变的临床进展和自然病程取决于每一种病变的严重程度，以及病变进展的速度和顺序，每一种瓣膜损害都将对心脏和循环系统造成特定的影响。总的来说，多瓣膜病变在病理生理上更加复杂，往往使病情加重，病程发展更快，对心脏功能造成综合性的不良影响，其预后比单一瓣膜病变更差。

主动脉瓣狭窄伴二尖瓣关闭不全：由于左心室流出道受阻，加重了二尖瓣反流，并使左心室向主动脉的搏出量减少更明显，故左心房失代偿及肺淤血提早发生，临床乏力症状及运动耐量的降低更明显。

主动脉瓣狭窄合并二尖瓣狭窄：当前者重后者轻时，左心室舒张末期压力增高，舒张期二尖瓣跨瓣压力阶差缩小，易致左心房衰竭；当前者轻后者重时，则因左心室充盈压下降，左心室心搏出量明显减少。

主动脉瓣关闭不全伴二尖瓣关闭不全：由于主动脉瓣关闭不全，心室舒张期回流血量大大增多，左心室舒张期容量负荷大大加重，左心室极易扩大和发生衰竭；而在收缩期反流入左心房的血流量也加大，易致左心房失代偿。

一种特殊情况需要注意，就是一个瓣膜的病变减弱了另一个瓣膜病变对心脏损害的影响，这些相互抵消的血流动力学效应的改善常混淆了临床表现，使症状、杂音及其他体征发生变化，从而给诊断带来困难，如：二尖瓣狭窄合并主动脉瓣狭窄时，主动脉瓣区收缩期杂音减弱，第四心音减弱或消失，同时心尖区舒张期杂音亦可减弱；二尖瓣狭窄伴主动脉瓣关闭不全时，可使二尖瓣狭窄的舒张晚期杂音减弱或消失。

临床表现

（1）症状：劳累后心悸、气促、胸闷、疲乏无力或呼吸困难乃至端坐呼吸，常易发生呼吸道感染或痰中带血丝、头晕，甚至晕厥或一过性意识丧失。病情进展至右心衰时，可出现腹胀、纳差、少尿、水肿等。心律失常以房性和室性期前收缩、心房颤动多见。

（2）体征：口唇发紫或两颧潮红，颈静脉充盈或怒张，颈动脉搏动显著，心界向左扩大，心尖搏动下移。合并主动脉瓣关闭不全者，有体循环动脉压升高或脉压增大、枪击音、毛细血管搏动和水冲脉等体征。心尖区、主动脉瓣区可闻及收缩期和（或）舒张期杂音，S_1亢进或减弱，P_2亢进或分裂。出现右心衰竭的患者常有肝脏淤血性肿大、压痛、腹水及皮肤凹陷性水肿等。

诊断要点

（1）上述症状和体征。

（2）X线检查：以二尖瓣病变为主的患者，可呈二尖瓣型心脏，左心房及右心室扩大，肺动脉段突出，两肺淤血；以主动脉瓣病变为主的患者，可呈主动脉瓣型心脏，左心房、左心室扩大，升主动脉迂曲增宽，上腔静脉影增宽等。多瓣膜病变合并全心衰患者，往往有二尖瓣型心脏和主动脉瓣型心脏并存的表现。

（3）心电图：心电图示电轴右偏或左偏，左心房、右心室或左心室扩大。可出现二尖瓣型P波或心房颤动、房性或室性期前收缩、心肌劳损或心肌缺血。传导阻滞以左束支或右束支阻滞多见。

（4）超声心动图：对诊断和鉴别某个心脏瓣膜病具有重要意义，尤其是联合瓣膜病。可观察瓣膜形态或结构改变和血流通过瓣膜的状况，各心腔大小，测算肺动脉压力、跨瓣压差及心功能状态等。评价治疗效果并对心功能进行随访。

（5）心导管检查和心血管造影：该病可经右心导管测定肺毛细血管楔压、肺动脉压以及右心房、右心室压力；经左心导管行升主动脉造影，可观察到主动脉增宽、瓣环扩大、狭窄和反流情况；经左心导管也可以测定跨主动脉瓣压力阶差、了解主动脉及二尖瓣反流量、心功能状况等，对判断手术适应证和预后有重要意义。

40岁以上患者，尤其是男性患者，多需行冠状动脉造影，以排除冠状动脉病变。如同时存在冠状动脉狭窄或闭塞，应在行瓣膜置换术的同期行冠状动脉旁路移植术（CABG），否则将影响瓣膜置换术的疗效。

治疗方案及原则

该病变的治疗，应全面分析纠治某一瓣膜病变的利弊关系，有时纠正某一瓣膜的病变，会明显加重另一瓣膜病变的异常血流动力学改变。因此，通常情况下是对合并存在的瓣膜病变同时进行纠正。同时，应警惕和积极处理因风湿活动、长期压力负荷或容量负荷过重及心肌缺血造成的心肌损害所导致的潜在并发症。

1. 内科治疗

心功能尚处于代偿阶段或病变较轻者，可予内科对症治疗，预防风湿活动和感染性心内膜炎，治疗并发症（如心律失常、血栓栓塞等），保护心脏功能。

2. 手术治疗

（1）二尖瓣和主动脉瓣置换术。适用于风湿性主动脉瓣和二尖瓣病变、二尖瓣及主动脉瓣黏液样变性或退行性病变、感染性心内膜炎造成上述两个瓣膜严重损伤（严重的瓣膜关闭不全、钙化和瓣膜下粘连），已经造成心腔和主动脉管腔明显增大，心功能失代偿的患者。

（2）主动脉瓣置换术和二尖瓣成形术。适用于风湿性主动脉瓣病变合并二尖瓣狭窄（属隔膜型）或二尖瓣关闭不全以瓣环扩大为主的患者。

（3）二尖瓣、主动脉瓣与三尖瓣同期手术，其中 80% 的患者可行三尖瓣成形术。适用于风湿性二尖瓣与主动脉瓣严重病变，合并三尖瓣病变多为功能性关闭不全，即使为风湿性三尖瓣病变，其程度也较二尖瓣轻的患者。

3. 术后主要并发症及处理要点

联合瓣膜病变，特别是二尖瓣、主动脉瓣与三尖瓣病变的同期手术，因术前心肌损害严重、病程长、心脏扩大显著以及肺动脉高压形成，患者对手术创伤的耐受性差，且术中体外循环和主动脉阻断时间长，更加重心肌损害。因此，术前应充分改善心功能，术后加强循环和呼吸系统的功能支持和治疗。

第七章　高脂血症

第一节　高脂血症的中医诊疗

古代中医文献对高脂血症症状的描述，见于许多疾病如“痰浊”“中风”“眩晕”“血瘀”“胸痹”“心悸”等。一般以“膏浊”“血浊”“痰浊”称之。明代医家孙一奎在《赤水玄珠》中云“若血浊气滞，则凝聚而为痰。痰乃津液之变，遍身上下，无处不到”，指出了痰浊生成与血浊的关系。

病因病机

高脂血症，中医病机为本虚标实。本虚多因脾胃虚弱，运化失常，或因禀赋异常，或因平素嗜食肥甘厚味，伤及脾胃，脾虚不运，湿浊内阻，化湿生痰，阻滞气血运行，而成痰浊瘀阻；或湿遏脾阳，运化失健，本为气虚、阳虚之证，标实为痰湿、瘀血。脾胃为生化之源，若脾胃虚弱，阴精生化乏源，则阴血不足，不能养肝益肾，导致肝肾阴虚。根据临床表现不同，有以邪实为主，如痰浊内阻、瘀血阻络者；也有以正虚为主，如脾肾阳虚、肝肾阴虚者；更有以瘀血为主、痰湿为主的证候，其病位涉及心、脑、脾、肾、肝、胆等。

诊断

临证特点：常见眩晕、胸闷、头目昏蒙、倦怠乏力等表现。

实验室检查：血中胆固醇和（或）甘油三酯过高或高密度脂蛋白过低。

辨证论治

1. 脾虚痰湿证

主症：形体肥胖，头重如裹，胸闷，呕恶痰涎，肢重，喜食油腻甜食，大便黏滞不爽。

舌脉：舌体胖，质淡暗或红，或边有齿痕，苔厚腻，脉沉滑。

治法：化痰降浊。

方药：二陈汤合四妙丸加减。

基本方：陈皮12g，法半夏9g，茯苓15g，白术12g，泽泻15g，炒苍术10g，薏苡仁15g，黄柏9g，姜黄12g，郁金12g，决明子15g，川牛膝12g。

2. 痰浊血瘀证

主症：头晕沉不适，胸憋闷，气短，腹部胀闷，进食后加重，四肢酸困，倦怠乏力。

舌脉：舌质暗有瘀点或瘀斑，苔薄白腻或厚腻，脉弦滑或沉濡。

治法：化痰降浊，活血化瘀。

方药：降脂通脉汤（郭维琴教授经验方）加减。

基本方：人参9g，山楂12g，泽泻15g，海藻10g，薤白

10g，莱菔子 10g，荷叶 10g，三七块 9g。

3. 脾虚湿困化热证

主症：头晕，胸闷，纳呆，口干口苦，身困，眠差，脘胀，进食后加重，大便不畅，时干时稀，小便黄。

舌脉：舌淡，体胖大有齿痕，苔白腻或黄腻，脉细滑或濡缓。

治法：温阳健脾，清热化湿。

方药：《伤寒论》乌梅丸加减。

基本方：乌梅 15g，桂枝 6g，干姜 9g，黄连 12g，黄柏 6g，当归 4g，党参 15g，黑顺片 6g，花椒 6g，细辛 3g，炒薏苡仁 15g，陈皮 12g，炙甘草 6g。

4. 肝肾阴虚证

主症：眩晕耳鸣，腰酸膝软，失眠健忘，口干，夜间尤甚，大便秘结，小便涩。

舌脉：舌质红，少苔，脉细数。

治法：滋补肝肾，养血益阴。

方药：《续名医类案》一贯煎加减。

基本方：地黄 15g，沙参 15g，麦冬 15g，当归 12g，枸杞子 9g，川楝子 6g，泽泻 15g，丹参 15g，决明子 15g，姜黄 12g，山楂 12g 等。

中医特色疗法

1. 针灸

（1）治疗原则：按照经络理论，可根据不同分期、不同证候，选择合理的穴位配伍和适宜的手法进行治疗。

（2）方法：治疗主要以耳针、穴位埋线为主。①耳针：取肝、脾、胃、内分泌、交感等穴，或取敏感点。用耳贴王不留行籽压穴。每次取 4 ～ 6 穴，两耳交替，3 天换药 1 次，5 次为 1 个疗程，共 1 ～ 4 个疗程。②体针：取支沟、合谷、阳陵泉、丰隆、三阴交、公孙等穴，采用平补平泻手法。③腹针：采用平补平泻手法，用中脘、下脘、气海、关元引气归元，双侧滑肉门、双侧外陵开腹四关取穴法，加天枢、带脉、水分，以健脾补肾调气、祛湿化痰通络。

2. 代茶饮

（1）山楂玫瑰花茶：用干山楂 6g，玫瑰花 3g，泡水饮用。

（2）绞股蓝陈皮茶：用绞股蓝叶 2 ～ 3g，陈皮 3 ～ 5g，开水冲泡后饮用。

（3）普洱菊花决明子茶：用普洱茶、菊花各 2 ～ 3g，决明子 5 ～ 10g，开水冲泡后饮用。

（4）槐花莲子心茅根茶：干槐花、莲子心各 2 ～ 3g，白茅根 5g，泡茶饮用。

第二节　血脂异常的西医诊疗要点及原则

以低密度脂蛋白胆固醇（LDL–C）或血清总胆固醇（TC）升高为特点的血脂异常是动脉粥样硬化性心血管疾病（ASCVD）重要的危险因素。降低 LDL–C 水平可显著降低 ASCVD 的发病及死亡风险。其他类型的血脂异常，如甘油三酯（TG）增高或高密度脂蛋白胆固醇（HDL–C）降低，与 ASCVD 发病风险的升高也存在一定的关联。

治疗原则

（1）LDL–C 是防治 ASCVD 的首要干预靶点，非 HDL–C 为次要干预靶点。

（2）根据个体的 ASCVD 风险，确定相应的 LDL–C 及非 HDL–C 目标值。

（3）健康的生活方式是降低 LDL–C 及非 HDL–C 的基础。

（4）降低 LDL–C 治疗以中等剂量他汀类药物为初始治疗药物。

（5）在他汀类药物治疗后 LDL–C 未达标时，应考虑联合使用胆固醇吸收抑制剂和（或）依洛尤单抗注射液。

（6）他汀类药物治疗后 TG 仍升高的高危 ASCVD 患者，可联合高纯度二十碳五烯酸（EPA）或高纯度 ω–3 系列多不饱和脂肪酸或贝特类药物，以降低 ASCVD 发病风险。

治疗性生活方式改变

血脂异常与饮食、生活方式有密切关系，饮食治疗和改善生活方式是血脂异常治疗的基础措施。无论是否选择药物调脂治疗，都必须坚持控制饮食和改善生活方式。在满足每日必需营养和总能量需要的基础上，当摄入饱和脂肪酸和反式脂肪酸的总量超过规定上限时，用不饱和脂肪酸替代。建议每日摄入胆固醇不超过 300mg，尤其是 ASCVD 等高危患者，脂肪摄入量不超过总能量的 20% ～ 30%。一般人群摄入饱和脂肪酸应不超过总能量的 10%，而 HDL–C 血症者饱和脂肪酸摄入量应不超过总能量的 7%，反式脂肪酸摄入量应不超过总能量的 1%。高 TG 血症者更应尽可能减少每日摄入的脂肪总量，每日烹调油摄入量应不超过30g。脂肪摄入优先选择富含 ω-3 系列多不饱和脂肪酸的食物，如深海鱼、鱼油、植物油。

建议每日摄入的碳水化合物占总能量的50%～65%，选择富含膳食纤维和低升糖指数的碳水化合物替代饱和脂肪酸，每日饮食应包含25～40g膳食纤维（其中7～13g为水溶性膳食纤维）。碳水化合物摄入以谷类、薯类和全谷物为主，其中添加糖摄入不应超过总能量的10%（肥胖和高TG血症者要求比例更低）。食物添加剂如植物甾醇/烷醇（2～3g/d）、水溶性/黏性膳食纤维（10～25g/d）有利于血脂控制，但应长期监测其安全性。

1. 控制体重

肥胖是血脂代谢异常的重要危险因素。血脂代谢紊乱的超重或肥胖者，其能量摄入应低于身体能量消耗，以控制体重增长，并争取逐渐减少体重至理想状态。减少每日食物总能量（每日减少300～500kcal），改善饮食结构，增加身体活动，可使超重和肥胖者体重减少10%以上。维持健康体重（BMI为20.0～23.9kg/m^2）有利于血脂控制。

2. 身体活动

建议每周5～7天、每天1次、每次30分钟中等强度的代谢运动。ASCVD患者应先进行运动负荷试验，充分评估其安全性后，再进行身体活动。

3. 戒烟

完全戒烟和有效避免吸入二手烟有利于预防ASCVD，并提高HDL-C水平。

4. 限制饮酒

限制饮酒。中等量饮酒（男性每日 20 ～ 30g 乙醇，女性每日 10 ～ 20g 乙醇）能升高 HDL-C 水平，但即使少量饮酒也可使高 TG 血症患者 TG 水平进一步升高。

调脂药物治疗

人体血脂代谢途径复杂，有诸多酶、受体和转运蛋白参与。临床上可供选用的调脂药物大体上可分为两大类，即主要降低胆固醇的药物和主要降低 TG 的药物。其中部分调脂药物既能降低胆固醇，又能降低 TG。对于严重的高脂血症，常需多种调脂药联合应用，才能取得良好的疗效。

1. 降低胆固醇的药物

这类药物的主要作用机制是抑制肝细胞内胆固醇的合成，加速低密度脂蛋白（LDL）分解代谢或减少肠道内胆固醇的吸收，包括他汀类、胆固醇吸收抑制剂、普罗布考、胆酸螯合剂及其他调脂药（如脂必泰）等。

（1）他汀类：即 3- 羟基 3- 甲基戊二酰辅酶 A（HMG-CoA）还原酶，能够减少胆固醇合成，继而上调细胞表面 LDL 受体，加速血清 LDL 分解代谢，抑制极低密度脂蛋白（VLDL）合成。因此，他汀类能显著降低血清 TC、LDL-C 和载脂蛋白 B（Apo B）水平，也能降低血清 TG 水平和轻度升高 HDL-C 水平。

他汀类药物适用于高胆固醇血症、混合型高酯血症和 ASCVD 患者。国内临床上有洛伐他汀、辛伐他汀、普伐他汀、氟伐他汀、阿托伐他汀、瑞舒伐他汀等药物。不同种类与剂量的他汀类药物降低胆固醇幅度有一定差别，但任何一种他汀药物剂量倍增时，LDL–C 进一步降低的幅度仅约 6%。他汀类药物可使 TG 水平降低 7%～ 30%，HDL–C 水平升高 5%～ 15%。

他汀类药物每日可服，但在晚上服用时，LDL–C 降低幅度可稍有增加。取得预期疗效后应继续长期应用，如能耐受应避免停用，因为停用有可能增加心血管事件的发生。如果应用后发生不良反应，可采用换用另一种他汀类药物、减少剂量、隔日服用或换用非他汀类药物等方法处理。

血脂康虽被归入降脂中药，但其降脂机制与他汀类药物类似，系按照现代药品生产质量管理规范标准工艺，由特制红曲加入稻米经生物发酵精制而成，主要成分为 13 种天然复合他汀，常用剂量为 0.6g，每日 2 次。

（2）胆固醇吸收抑制剂：在肠道刷状缘水平通过与尼曼匹克 C1 相互作用，从而抑制饮食和胆汁胆固醇在肠道的吸收，而不影响脂溶性营养素的吸收，包括依折麦布和海博麦布。研究证实，依折麦布与他汀类药物联合时，相较于安慰剂，可使 LDL–C 水平进一步降低 18% ～ 20%。依折麦布的推荐剂量为 10mg/d。依折麦布的安全性和耐受性良好，其不良反应轻微且多为一过性，主要表现为头痛和消化道症状，与他汀类药物联用也可发生转氨酶增高和肌痛等不良反应，妊娠期和哺乳期禁用。

（3）前蛋白转化酶枯草杆菌蛋白酶 9 型（PCSK9）抑制剂：PCSK9 可与 LDL 受体结合并使其降解，从而减少 LDL 受体对血清 LDL–C 的清除。通过抑制 PCSK9，可阻止 LDL 受体降解，促进 LDL–C 的清除。PCSK9 单抗的作用机制是靶向作用于

PCSK9 蛋白。PCSK9 抗体结合血浆 PCSK9，减少细胞表面的低密度脂蛋白受体（LDLR）分解代谢，从而降低循环 LDL-C 水平。依洛尤单抗和阿利西尤单抗皆可显著降低平均 LDL-C 水平达 50% ～ 70%。前者还可降低 TG 水平 26%，升高 HDL-C 水平 9%，后者也有类似效果。依洛尤单抗 140mg 或阿利西尤单抗 75mg，每 2 周 1 次，皮下注射，安全性和耐受性好，最常见的副作用包括注射部位发痒和流感样症状。

（4）普罗布考：通过掺入 LDL 颗粒核心，影响脂蛋白代谢，使 LDL 易通过非受体途径被清除。常用剂量为每次 0.5g，每日 2 次。主要适用于高胆固醇血症，尤其是纯合子家族性高胆固醇血症（HOFH）及黄色瘤患者，有减轻皮肤黄色瘤的作用。常见不良反应为胃肠道反应，也可引起头晕、头痛、失眠、皮疹等，极为少见的严重不良反应为 QT 间期延长。室性心律失常、QT 间期延长、血钾过低者禁用。

（5）胆酸螯合剂：为碱性阴离子交换树脂，可阻断肠道内胆汁酸中胆固醇的重吸收。临床用法：考来烯胺，每次 5g，每日 3 次；考来替泊，每次 5g，每日 3 次；考来维仑，每次 1.875g，每日 2 次。与他汀类药物联用，可明显提高调脂疗效。常见不良反应有胃肠道不适、便秘和影响某些药物的吸收。此类药物的绝对禁忌证为异常 β 脂蛋白血症和血清 TG ＞ 4.5mmol/L 的高脂血症。

（6）其他调脂药：脂必泰是一种红曲与中药（山楂、泽泻、白术）的复合制剂。常用剂量为每次 0.24 ～ 0.48g，每日 2 次，具有轻中度降低胆固醇的作用。该药的不良反应少见。

2. 降低 TG 的药物

主要降低 TG 的药物有贝特类、烟酸类和高纯度鱼油制剂。

（1）贝特类：通过激活过氧化物酶体增殖物激活受体 α（PPARα）和激活脂蛋白脂酶（LPL）而降低血清 TG 水平和升高 HDL-C 水平。临床常用：非诺贝特片，每次 0.1g，每日 3 次；微粒化非诺贝特，每次 0.2g，每日 1 次；吉非罗齐，每次 0.6g，每日 2 次；苯扎贝特，每次 0.2g，每日 3 次。常见不良反应与他汀类药物类似，包括肝脏、肌肉和肾毒性等，血清肌酸激酶和丙氨酸转氨酶水平升高的发生率均＜ 1%。

（2）烟酸类：也称为维生素 B_3，属人体必需维生素。大剂量时具有降低 TC、LDL-C 和 TG，以及升高 HDL-C 的作用。降脂作用与抑制脂肪组织中激素敏感脂酶活性、减少游离脂肪酸进入肝脏和降低 VLDL 分泌有关。烟酸有普通和缓释两种剂型，缓释剂型更为常用。缓释片常用量为每次 1 ～ 2g，每日 1 次。建议从小剂量（每日 0.375 ～ 0.5g）开始，睡前服用，4 周后逐渐加量至最大常用剂量。最常见的不良反应是颜面潮红，其他如皮肤瘙痒、皮疹、肝脏损害、高尿酸血症、高血糖、棘皮症和消化道不适等，慢性活动性肝病、活动性消化性溃疡和严重痛风者禁用。

（3）高纯度鱼油制剂：鱼油的主要成分为 ω-3 脂肪酸。常用剂量为每次 0.5 ～ 1.0g，每日 3 次，主要用于治疗高 TG 血症。不良反应少见，发生率为 2%～ 3%，包括消化道症状，少数病例出现转氨酶或肌酸激酶轻度升高，偶见出血倾向。

3. 新型降脂药物

《中国血脂管理指南（2023 年）》指出，近年来，有多种新型降脂药物，如三磷酸腺苷柠檬酸裂解酶抑制剂、血管生成素样蛋白 3 抑制剂、ApoC3 抑制剂和降低脂蛋白［Lp（a）］新药，在国外先后获批或拟获批临床使用。

4. 降脂药物的联合应用

降脂药物联合应用是血脂异常干预策略的基本趋势，主要目的是提高血脂达标率，进一步降低 ASCVD 风险，减少降脂药物的不良反应。

（1）降低 ASCVD 风险的降脂药物联合应用：①他汀类药物与胆固醇吸收抑制剂联合应用：两类药物分别影响胆固醇的合成和吸收，可产生良好的协同作用。海博麦布为我国研发的胆固醇吸收抑制剂，有数据显示，海博麦布 10mg/d 单用 LDL–C 降幅约 15%（较安慰剂），20mg/d 联合他汀类药物较单用他汀类药物 LDL–C 进一步降低约 16%，安全性和耐受性良好。②他汀类药物与 PCSK9 抑制剂联合应用：PCSK9 抑制剂通过减少 LDLR 降解、增加 LDLR 数量而增加血浆 LDL 清除，在降脂机制上与他汀类药物、胆固醇吸收抑制剂互补协同。③其他：如降脂中成药联合他汀类药物或依折麦布，他汀类药物联合贝特类药物或高纯度 ω–3 脂肪酸，而国人联用他汀类药物与非诺贝特的安全性尚可，但更长期联用的安全性尚有待进一步验证。

（2）严重高 TG 血症的降脂药物联合应用：TG 严重升高（≥ 5.6mmol/L），生活方式及单一降脂药物不能良好控制 TG 水平时，可采用贝特类药物、大剂量（每日 2 ～ 4g）高纯度 ω–3

脂肪酸、烟酸类药物之间的两两或以上联合治疗。联合高纯度ω-3 脂肪酸和烟酸类药物基本不进一步增加贝特类药物单用的肝肾安全性风险，常见不良反应有胃肠道反应、出血、房颤（与ω-3 脂肪酸应用剂量正相关）等。

第八章　心源性晕厥

第一节　心源性晕厥的中医诊疗

心源性晕厥属于中医学“厥证”范畴。厥证，亦称“厥病”，是由多种病因导致的气机突然逆乱、升降乖戾、气血阴阳不相顺接的危急病证，临床以突然昏倒、不省人事、四肢逆冷为主要表现。病情轻者，一般在短时间内苏醒，醒后如常人；病情重者，则昏厥时间较长，严重者甚至一厥不复。厥之病名首见于《黄帝内经》，如《素问·生气通天论》曰：“大怒则形气绝，而血菀于上，使人薄厥。”《素问·大奇论》曰：“脉至如喘，名曰暴厥。暴厥者，不知与人言。”《素问·调经论》曰：“血之与气并走于上，则为大厥，厥则暴死，气复反则生，不反则死。”阐述了厥病的病因病机、表现及预后。

病因病机

该病病因病机极为复杂，外感邪气、内伤杂病均可出现，但主要是心和脑受扰。凡湿热病邪热陷心营、湿热痰蒙、腑实燥结、痰热交阻，均可上扰清阳、闭阻清窍，或因神失所养，导致厥证。

（1）痰浊蒙蔽：饮食不节等致脾胃运化失常，聚湿生痰，痰浊阻滞，气机不畅，痰浊一时上壅，清阳被阻，则发为厥证。

（2）情志失常：肝气郁闭，则气机乖戾，升降出入失所，神机为之化灭，亦可发生厥证。

（3）气血逆乱：形盛气弱、脾运失健之人，易痰阻气机；肝阳素旺之人，常肝气上逆，五志过极，均致气血逆乱，气血上壅，清窍不利，而发为厥证。

（4）正气虚脱：大汗、大下、大吐，则阴津受损，真气内夺，阳气无以依附而外泄，阳气欲脱则神气乱，皆可致神明失守，而发为厥证。

诊断要点

急性起病，常有明确之因，可发于各年龄段。

临床表现极为复杂，或急骤发作，或隐匿而突发，典型表现为汗出、四肢厥冷、烦躁不安、尿少等。早期多见面色苍白，四肢发冷，心悸多汗，短气乏力，尿少，烦躁不安，脉搏细弱，神情淡漠等症状；重者昏不知人，唇指发绀，四肢厥冷，呼吸短促，脉微欲绝。

鉴别诊断

猝死：猝死与厥证均有突然意识丧失、四肢厥冷、全身青紫、瞳仁散大等表现，但猝死六脉皆不能触及，而厥证人迎、冲阳脉、寸口脉搏动正常；厥证移时苏醒，醒后如常人，猝死如不及时复苏抢救则难以生还。心电图有助于鉴别。

辨证论治

（一）辨证选择口服中药汤剂或中成药

1. 痰浊蒙蔽证

主症：神志呆滞，时昏时醒，语言错乱或意识模糊，甚则昏不识人，呼之不应，面色晦暗，胸腹闷胀，恶心呕吐，痰涎壅盛，喉中痰鸣。

舌脉：舌体胖大、有齿痕，舌质淡，苔白腻或灰腻，脉沉滑或沉濡。

治法：涤痰开窍。

方药：涤痰汤合菖蒲郁金汤加减。

基本方：人参 10g，茯苓 15g，炙甘草 6g，橘红 10g，胆南星 9g，法半夏 9g，竹茹 10g，枳实 15g，石菖蒲 15g，郁金 15g，淡竹叶 10g，天竺黄 10g。病情严重者，可加苏合香丸或至宝丹灌服或鼻饲；恶心呕吐者，加生姜 10g，紫苏叶 10g，黄连 6g。

2. 肝气郁闭证

主症：情志刺激后突然昏倒，不省人事，口噤握拳，呼吸气粗，四肢厥冷。

舌脉：舌苔薄白，脉弦或伏。

治法：顺气开郁。

方药：五磨饮子加减。

基本方：沉香 5g，乌药 9g，木香 9g，枳实 12g，槟榔 12g，川芎 15g，香附 10g，当归 12g。肝阳偏亢者，可加天麻 15g，钩藤 30g，石决明 30g（先煎）。

3. 血郁气逆证

主症：大怒或大惊后突然昏倒，不省人事，牙关紧闭，面赤唇紫。

舌脉：舌质暗，苔白，脉沉弦。

治法：理气开郁，活血化瘀。

方药：速效救心丸或复方丹参滴丸含服，苏醒后可予丹参饮。

基本方：丹参 30g，檀香 10g（后下），砂仁 10g（后下）。

4. 气血亏虚证

主症：突然昏厥，面色苍白，口唇无华，四肢震颤，目陷口张，自汗肢冷，呼吸微弱。

舌脉：舌质淡，脉沉细数。

治法：补养气血。

方药：独参汤或人参养荣汤频饮。

基本方：人参 15g，炙黄芪 30g，当归 12g，熟地黄 15g，酒白芍 15g，炒白术 15g，炙甘草 10g，陈皮 9g，茯苓 15g，五味子 10g，远志 6g，肉桂 6g。辨证选用中成药，如苏合香丸、速效救心丸或复方丹参滴丸等。

（二）辨证选择静脉注射剂

丹参注射液，参附注射液，参麦注射液，或生脉注射液稀释后静脉缓慢滴注。

中医特色疗法

1. 针刺

取穴：人中、内关、百会、素髎、十宣、十井、涌泉、承浆等。

实证者，可取十宣穴少量放血。

2. 艾灸

一般向脱证演变者宜艾灸。

取穴：百会、神阙、关元、气海等。

第二节　心源性晕厥的西医诊疗要点及原则

《2018 年欧洲心脏病学学会（ESC）晕厥的诊断和治疗指南》《晕厥诊断与治疗中国专家共识（2018）》将晕厥定义为一过性全脑血液低灌注导致的短暂意识丧失（TLOC），其特征是发生迅速、一过性、自限性并能够完全恢复，发作时因肌张力降低、不能维持正常体位而跌倒。晕厥发作前可有先兆症状，如黑矇、乏力、出汗等。

依据病理生理特征，晕厥可分为神经介导性晕厥（反射性晕厥）、直立性低血压晕厥和心源性晕厥，其中心源性晕厥又分为心律失常性晕厥和器质性心血管病性晕厥。

心源性晕厥由心律失常或器质性心血管疾病引起，是常见晕厥原因，危险性高，预后较差。

心律失常所致晕厥是最常见的心源性晕厥类型，心律失常发作时伴血流动力学障碍，心排血量和脑血流量明显下降引起晕厥。影响发作的因素有心率的快慢、心律失常类型、左心室功能、体位和血管代偿能力，尤其是压力感受器对低血压的反应性。

器质性心脏病所致晕厥多见于老年患者，当大脑需要的供血量超过心脏的供血能力，如果相应的心排血量增加不足时则可引起晕厥。部分患者可同时存在神经反射机制，如阵发性房性心动过速、病态窦房结综合征、肥厚型心肌病、下壁心肌梗死和主动脉瓣狭窄患者可同时存在神经反射机制、心排血量减少。

诊断要点

（1）临床特征：老年（＞60岁）；男性多见；存在已知的缺血性心脏病、结构性心脏病，既往有心律失常或心室功能下降病史；短暂的前驱症状（如心悸），或无前驱症状而突发意识丧失；运动中发生晕厥；仰卧位时发生晕厥；晕厥发作次数少（1次或2次）；心脏检查结果异常；有遗传性疾病或早发（＜50岁）心源性猝死（SCD）家族史；存在已知先天性心脏病。

（2）心电图具有下列征象之一者可诊断为心律失常性晕厥：①在清醒的状态下持续窦性心动过缓（＜40次/min）、反复窦房传导阻滞或者窦性停搏＞3s，并且非体育运动训练所致；②二度Ⅱ型和三度房室传导阻滞；③交替性左、右束支传导阻滞；④室性心动过速或快速的阵发性室上性心动过速；⑤非持续性多形性室性心动过速合并长（或短）QT间期；⑥起搏器或ICD故障伴有心脏停搏。

（3）电生理检查：在晕厥评估中，心脏科医师推荐对不明原因晕厥患者行电生理检查，该检查仅占患者总数的3%。患者经无创检查不能明确病因，如陈旧性心肌梗死、双束支传导阻滞、无症状性窦性心动过缓、不能排除与心动过缓相关的晕厥、发作前有突发短阵心悸，可进行此项检查。

（4）超声心动图：用于疑似结构性心脏病患者的诊断和危险

分层。既往或怀疑有结构性心脏病或继发于心血管原因的晕厥时，应进行超声心动图检查。肥厚型心肌病、适用于有晕厥史、静息或激发峰值瞬时左心室流出道的梯度＜ 50mmHg 的肥厚型心肌病患者，引起瞬时左心室流出道的峰值梯度＜ 50mmHg 的患者，可以在站立、坐位或半仰卧位运动时进行二维和多普勒超声心动图检测以诱发左心室流出道阻塞。当超声心动图不能诊断时，应考虑对疑似心脏结构性晕厥的患者进行计算机断层扫描或磁共振成像检查。

（5）其他辅助检查：心肌肌钙蛋白 I（cTnI）和 N 末端脑钠肽原（NT–proBNP）是心脏疾病诊断和预后评估的常用指标，被提议用于识别有不良事件风险的晕厥患者。

治疗

对该病应积极检查和治疗。治疗前全面评估病情、治疗的获益与风险，以及是否存在 SCD 的其他危险因素，以决定是否进行相关检查或植入 ICD。

（1）心律失常性晕厥的治疗：心脏起搏器适用于心动过缓性晕厥的治疗，如房室传导阻滞或病态窦房结综合征，双束支阻滞，心脏电生理检查或植入式心脏监察仪记录的房室传导阻滞的晕厥患者。间歇性 / 阵发性三度或二度Ⅱ型房室传导阻滞（包括心室传导缓慢的房颤）患者建议使用心脏起搏。同时，在尚未确定晕厥与无症状窦房结功能障碍之间的关系时及不明原因晕厥伴有双束支传导阻滞时，也应考虑心脏起搏。但如果有可逆的原因导致心动过缓或在没有任何传导障碍证据的不明原因晕厥中，则心脏起搏器不适用。

导管消融术适用于因室上性心动过速或室性心动过速而晕厥的患者。对这类患者同时应考虑抗心律失常药物治疗，以防止晕厥复发。当导管消融和药物治疗失败或无法实施时，射血分数＞35% 的患者应考虑植入 ICD。ICD 也适用于室性心动过速导致晕厥且射血分数＜35% 的患者。

（2）结构性心脏、心肺和大血管疾病继发晕厥的治疗：即使在没有具体试验的情况下，对于继发于结构性心脏病的晕厥，治疗的目标不仅是预防晕厥复发，同时还要治疗基础疾病并降低死亡风险。

第九章　心源性休克

第一节　心源性休克的中医诊疗

心源性休克属于中医学“脱证”的范畴。脱证是由多种病因导致的气血阴阳受损，脏气受伤，阴阳互不维系，五脏俱竭的危急病证。临床以面色苍白，四肢厥逆，汗出淋漓，目合口开，二便自遗，脉微欲绝或乱，神情淡漠或烦躁，甚至不省人事为特征。“脱”之名首见于《黄帝内经》。《灵枢・血络论》曰：“阴阳之气，其新相得而未和合，因而泻之，则阴阳俱脱，表里相离，故脱色而苍苍然。”“脱”在《灵枢・决气》中分为“精脱”“气脱”“津脱”“液脱”“血脱”“脉脱”等不同的类型，其中“脉脱”者，其脉空虚，其候与心源性休克相类。对《临证指南医案・脱》“脱，遗尿，目瞑口开，面亮汗油，阳气欲脱，无药力挽”，徐灵胎评注为：“脱之名，惟阳气骤越，阴阳相离，汗出如油，六脉垂绝，一时急迫之证，方名为脱。”治疗需急予回阳固脱，大补元气。

病因病机

脱证的病因复杂，概而论之，邪毒内侵，内陷营血，邪闭正衰，气血逆乱；或久病不愈，耗气伤营，损及五脏，气血衰败；或过劳伤及心脾，使元气耗竭，终致阴损及阳，阳损及阴，阴阳不相维系，导致阴竭阳脱。

（1）邪毒过盛。外感六淫或疫疠毒邪，由表及里，蕴结化火成毒，毒热过盛，邪盛正衰，气血逆乱，终致阴阳之气不相维系，发为内闭外脱。

（2）心脾亏虚。心为五脏六腑之大主，主血脉，主神明，脾为气血生化之源。忧思过劳，伤及心脾，气血生化乏源，营血亏虚，气虚不运，心脉闭阻，元气耗竭，阳随气脱。

（3）阴阳虚衰。久病羸弱，致阴阳衰惫，或心脉闭塞，心阳暴脱，耗气伤阴，阴随阳脱，而发脱证。

诊断要点

（1）急性起病，常有明确之因，可发于各年龄段。

（2）喘憋，心悸，四肢厥冷，多汗或大汗淋漓，语声低微，尿少水肿，烦躁不安，脉搏细弱，神情淡漠。

（3）重者神昏不知人，唇指发绀，四肢厥冷，呼吸短促，脉微欲绝，或不应指，无尿，血压不升。

鉴别诊断

中风：中风为病，猝然昏倒，可伴有四肢厥冷，当与本病相鉴别。中风多有肝阳上亢等病史，发作与情志激动有关，且伴有口舌㖞斜、言语不利、半身不遂等症状，故与本病不难鉴别。

痫病：痫病是一种发作性神识异常之病，常突然发病，神识不清，双目凝视，或肢体抽搐。重者猝然昏倒，口吐涎沫，两目上视，牙关紧闭，或口中做猪羊叫声，移时苏醒，醒后无异常，可反复发作。脱证无此特点，可资鉴别。

暑厥：因夏季暑热而发病，暑热之邪闭窍，突然昏倒，身热烦躁，手足厥冷，气喘不语，或四肢抽搐，或有汗，或汗闭。与厥脱相似，但发病季节明显且无脉细数、脉微欲绝和血压下降等症状，二者可资鉴别。

辨证论治

1. 气虚阳脱证（寒厥、亡阳）

主症：手足逆冷，无热畏寒，或身冷如冰，神清淡漠，尿少或遗溺，下利清谷，面色晦暗。

舌脉：舌淡苔白，脉微欲绝。

治法：益气回阳固脱，温经散寒救逆。

方药：参附汤合四逆汤、当归四逆汤等加减。

基本方：人参 15 ～ 30g，制附片 10 ～ 30g（先煎），干姜 10g，当归 15g，细辛 3g，桂枝 10g，炙甘草 9g，通草 9g 等。病轻浅者，当早用大剂独参汤浓煎频服，气固则阳自回；阳脱之象显者，加制附片，益气回阳，也可予参附注射液静脉滴注。

2. 气血亏虚证

主症：面唇苍白，发热烦躁，心悸多汗，口渴不欲饮，尿少水肿，肢厥不温。

舌脉：舌质淡，脉细数或沉微欲绝。

治法：养阴益气固脱。

方药：固阴煎加减。

基本方：人参 15g，熟地黄 15g，黄精 15g，山茱萸 15g，炙黄芪 30g，山药 30g，麦冬 15g，五味子 10g，甘草 9g 等。

3. 阴阳俱脱证

主症：神志昏迷，目呆口张，瞳仁散大，喉中痰鸣，气少息促，汗出如油，周身俱冷，二便失禁。

舌脉：舌体卷缩，脉微欲绝。

治法：回阳救阴。

方药：参附龙牡汤合生脉散加大剂量山茱萸。

基本方：人参 30g，制附片 15g，麦冬 15g，五味子 10g，干姜 10g，山茱萸 30g，煅龙骨 30g（先煎），煅牡蛎 30g（先煎），炙甘草 9g 等。唇面指端紫绀者，加丹参 30g、红花 10g、川芎 15g 等活血通络之品。

针灸治疗

针灸具有疏通经络、调和气血、平衡阴阳之功，对厥脱具有救治之效。一般热厥发热者宜针，体温低或阳脱者宜灸。可灸百会、气海、关元穴。

1. 实邪内闭证

主穴：素髎、内关。

配穴：少冲、少泽、中冲、涌泉。

方法：中度刺激，留针，持续、间断捻针，血压稳定后方可出针。

2. 虚证

主穴：足三里、合谷。

配穴：患者昏迷，加百会、水沟。

方法：针刺，以补为主。

第二节　心源性休克的西医诊疗要点及原则

心源性休克（CS）是各种原因导致心脏功能减退，引起心排血量显著减少，血压下降，重要脏器和组织灌注严重不足，引起全身微循环功能障碍，从而出现一系列以缺血、缺氧、代谢障碍及重要脏器损害为特征的临床综合征。心源性休克是心泵功能衰竭的极期表现。心泵功能衰竭会导致心排血量减低，有效血循环明显下降，血压下降，周围循环灌注不良，各脏腑组织细胞缺血、缺氧，继而心、脑、肾及其他重要组织灌注不良，出现多脏器功能损伤和（或）弥散性血管内凝血等并发症。绝大多数心源性休克既可以发生于心脏疾病进展恶化之后，也可以发生于急性心脏不良事件之后。导致心源性休克的原因主要有终末期心肌病、暴发性心肌炎、心力衰竭终末期、急性心肌梗死和严重心律失常等。该病死亡率极高，国内报道为 70% ～ 100%，及时、有效的综合抢救可提高患者生存率。

临床表现

1. 症状

（1）低血压导致的组织低灌注表现：①脑组织灌注下降引起神志改变，早期常烦躁不安，之后出现精神萎靡、神志淡漠，最终发展至意识模糊，甚至昏迷；②肾脏灌注减少，常引起急性肾小管坏死，表现为少尿或无尿；③皮肤血管收缩，表现为皮肤苍白、湿冷、紫绀和花斑等。

（2）肺淤血和肺水肿表现：呼吸困难，端坐呼吸，咯粉红色泡沫样痰。

2. 体征

（1）持续性低血压：收缩压＜ 90mmHg，或平均动脉压＜ 65mmHg。

（2）心力衰竭表现：脉搏细速，心音低钝，心率增快，可闻及奔马律。新发心前区杂音提示合并机械并发症的可能。合并右心室心肌梗死和心脏压塞时，可见明显的颈静脉充盈。

（3）肺淤血和肺水肿表现：呼吸频率增快，双肺可闻及干、湿啰音。

（4）器官功能障碍：表现为急性肝、肾功能衰竭、急性呼吸衰竭和脑功能障碍等。

鉴别诊断

需与其他原因导致的休克相鉴别。

1. 低血容量休克

低血容量性休克是指各种原因引起的外源性和（或）内源性容量丢失而导致的有效循环血量减少、组织灌注不足、细胞代谢紊乱和功能受损的病理生理过程。主要由内外科疾病等引起的大出血，不当使用脱水、利尿剂和高热造成超常情况的体液丢失，以及创伤、感染造成的毛细血管通透性增加，使血浆渗漏至组织间隙等。临床主要表现为中心静脉压、肺动脉楔压降低，由于回心血量减少、心排血量下降所造成的低血压，以及通过神经体液调节引起外周血管收缩、血管阻力增加和心率加快以维持血压和保证组织灌注，血流动力学表现为低排高阻的低动力型循环。

2. 分布性休克

分布性休克的基本机制是血管收缩舒张调节功能异常，容量血管扩张，循环血容量相对不足导致的组织低灌注，主要包括感染性、神经源性、过敏性休克。其中，感染性休克是临床最多见、发病机制最复杂、病情变化最凶险、死亡率最高的一类休克，是脓毒症进一步发展的结果。

3. 梗阻性休克

梗阻性休克的基本机制为血流的主要通道受阻，如腔静脉梗阻、心包缩窄或填塞、心瓣膜狭窄、肺动脉栓塞及主动脉夹层动脉瘤等。根据梗阻部位的不同，将其分为心内梗阻性休克和心外梗阻性休克，使临床治疗范围更加明确。

治疗

1. 一般治疗

（1）绝对卧床休息。由急性心肌梗死所致疼痛剧烈者，应有效止痛，如静脉注射或皮下注射吗啡 3 ～ 5mg。

（2）建立有效的静脉通道，持续监测心电、血压、血氧饱和度。留置导尿管监测尿量，必要时行 PAC 有创监测心指数 / 心排血量。

（3）持续鼻导管或面罩吸氧，一般为 4 ～ 6 L/min，必要时以无创呼吸机辅助通气，或气管插管行有创呼吸机辅助呼吸。

2. 血管活性药物的应用

治疗建议：①尽快应用血管活性药物（常用多巴胺和去甲肾上腺素）维持血流动力学稳定；②如果收缩压尚维持在 80 ～ 90mmHg 内，可考虑先加用正性肌力药物，如多巴胺；③如果已经出现严重低血压（收缩压＜ 80mmHg），需要在提高心排血量的同时，进一步收缩血管提升血压，可首选去甲肾上腺素，或联合应用多巴胺和去甲肾上腺素；④较大剂量单药无法维持血压时，建议尽快联合应用，注意监测药物的副作用。

3. 正性肌力药物的应用

（1）洋地黄制剂：一般在急性心肌梗死 24 小时内，禁用洋地黄制剂。

（2）拟交感胺类药物：对心排血量低、肺动脉楔压不高、体循环阻力正常或低下，合并低血压的患者选用多巴胺，用量同前；而心排血量低、肺动脉楔压高、体循环血管阻力和动脉压在正常范围的患者，可选用多巴酚丁胺，5～10μg/（kg·min）。

4. 其他治疗

（1）纠正酸中毒：常用5%碳酸氢钠或分子乳酸钠，根据血气分析结果计算剂量。

（2）机械性辅助循环：经上述处理后休克无法纠正者，可考虑主动脉内气囊反搏、ECMO、左心室辅助泵等机械辅助循环。

（3）治疗原发疾病：①尽快完善心电图、血生化和超声心动图等检查，以明确病因；②对急性冠脉综合征所致CS，尽快启动血运重建治疗；③对急性冠脉综合征合并多支血管病变的CS患者，不建议常规同台进行完全血运重建；④及时诊断，积极纠正导致CS的其他原因。

5. 防治并发症

（1）呼吸衰竭和低氧血症：严重CS患者常合并快速进展的急性呼吸衰竭和严重低氧血症，通过药物和（或）机械辅助循环改善心功能和降低心脏负荷，是治疗CS合并低氧血症的关键措施。正压通气可以复张萎陷的肺泡，改善氧合，改善肺通气和换气功能。对于CS患者，给予高流量吸氧治疗后动脉氧分压（PaO_2）$<$ 60mmHg和（或）氧饱和度（SaO_2）$<$ 90%和（或）二氧化碳分压（$PaCO_2$）$>$ 50mmHg，或同时合并酸中毒时，建议及时采用机械通气治疗。与常规氧疗比较，无创通气能够更快地改善呼吸窘迫，降低气管插管率，并有可能降低近期死亡率，因此，建议对合并低氧血症的 CS 患者尽快应用无创通气。对于意识障碍和无创呼吸不能纠正低氧血症的患者，应及时气管插管，转换有创通气治疗。但是，呼气末正压通气（PEEP）可导致心脏负荷下降，可能导致 CS 患者血压进一步降低。因此，在启动机械通气时，应该采用适当的起始 PEEP 值，此后根据血氧和血压变化情况逐渐调节 PEEP 值，同时注意保持呼吸道通畅，定期吸痰，加强感染预防和控制。

（2）急性肾损伤：无论基础肾功能情况如何，由于低灌注和低氧血症，可有高达 55% 的 CS 患者在住院期间发生急性肾功能损伤。高龄（＞ 75 岁）、低左心室射血分数和机械通气是 CS 患者发生急性肾功能损伤的危险因素。近 13% 的 CS 患者可能需要进行肾脏替代治疗。床旁持续肾脏替代治疗对血流动力学的影响较小，适用于临床情况危重的 CS 患者。当出现利尿剂难以控制的水超负荷和肺水肿、药物难以控制的高血钾症、严重代谢性酸中毒和尿毒症等严重并发症时，应尽快启动床旁持续肾脏替代治疗。

（3）弥散性血管内凝血：休克早期应积极应用低分子右旋糖酐等抗血小板聚集及改善微循环的药物，有弥散性血管内凝血早期征象时应尽早使用肝素抗凝，后期适当补充消耗的凝血因子。

（4）控制心律失常。

（5）控制感染。

第十章 猝 死

第一节 猝死复苏后的中医治疗

猝死属于中医学“卒死”的范畴，是邪毒内盛、真元耗散等内外因素导致心、肺、脑等气血耗竭，气机厥逆，五脏猝然气绝，心脑气散而气息不用、神机化灭的危急病症。目前，大多数学者倾向于将猝死的时间限定在发病1小时内。“猝死”之名始见于《灵枢·五色》，即“人不病卒死，何以知之？黄帝曰：大气入于脏腑者，不病而卒死矣。”葛洪《肘后备急方·救卒中恶死方》曰：“卒死中恶及尸蹶，皆天地及人身自然阴阳之气，忽有乖离否隔，上下不通，偏竭所致，故虽涉死境，犹可治而生。”

现代医学中的心跳、呼吸骤停即为本病，常见病因有心肌梗死、心律失常、心脏压塞、休克、脑出血、多器官功能衰竭、外伤、中毒等。

病因病机

猝死的病因复杂，概而论之，由各种内外因素引发邪毒内盛，真元耗散，脏腑气血耗竭，气机厥逆，阴阳隔离，五脏猝然气绝，心脑气散而气息不用，神机涣灭。

（1）痰浊瘀血内闭：痰浊壅盛，闭塞气机，或瘀阻内闭心脉，致使气机阻隔，气血逆乱，心神耗损或伏遏不行，开合之枢机骤停，而使心气耗散，脏腑气血耗竭，气息不用，神机化灭而猝死。

（2）真气耗散：久病重病之体，正虚于内，精气虚竭，突遇外邪，两虚相搏，阴竭于内，阳隔于外，阴阳离决，使五脏猝然气绝，心脑气散而猝死。

诊断要点

（1）发病特点：起病急骤，常因感受邪毒或外伤骤发，或由急重症诱发，或继发于久病虚衰。

（2）临床表现：突然心脏及六脉搏动消失，神志丧失，不省人事，推之不动，呼之不应，面色苍白或紫暗，气息微弱将停，四肢厥逆，二便自遗，可伴有抽搐。

（3）诊断关键：心电图表现为心室颤动、心电–机械分离、心室停搏。

鉴别诊断

（1）痫病：是一种发作性神识异常之病，常突然发病，神识不清，双目凝视，或肢体抽搐；重者猝然昏倒，口吐涎沫，两目上视，牙关紧闭，或口中做猪羊叫声，移时苏醒，醒后无异常，可反复发作，每次相似。

（2）厥证：突然昏倒，手足厥冷，气喘不语，或四肢抽搐，或有汗，或汗闭，脉搏搏动明显。

辨证论治

1. 气阴两脱证

主症：突然心脏搏动消失，神志丧失，不省人事，推之不动，呼之不应，气息微弱将停，四肢厥冷，大汗淋漓，面色苍白，二便自遗。

舌脉：舌质深红或淡，少苔，脉虚极或微或六脉绝。

治法：益气救阴。

方药：静滴生脉注射液或参麦注射液；来复汤（《医学衷中参西录》）加减。

基本方：红参 15g，酒白芍 18g，炙甘草 9g，酒山茱萸 60g，煅龙骨 30g（先煎），煅牡蛎 30g（先煎）。

2. 元阳暴脱证

主症：突然心脏搏动消失，神志丧失，不省人事，推之不动，呼之不应，四肢厥冷，大汗淋漓，面色苍白或紫绀，二便自遗。

舌脉：舌质暗淡，苔白，脉微欲绝或六脉绝。

治法：回阳救逆。

方药：静滴参附注射液，参附龙牡汤频饮。

基本方：红参 30g，黑顺片 30g（先煎），炙甘草 10g，煅龙骨 30g（先煎），煅牡蛎 30g（先煎）。

3. 痰瘀内闭心窍证

主症：突然心脏搏动极微弱不齐，神志丧失，经复苏后出现喉间痰鸣，喘息微弱不调，面色晦暗或赤，面唇紫暗。

舌脉：舌质暗或青，苔厚白腻或黄腻，脉微欲绝或沉伏。

治法：豁痰化瘀，开窍醒神。

方药：鼻饲牛黄清心丸。滚痰汤（《奇效良方》）加减。

基本方：人参 15 ～ 30g，半夏 9g，胆南星 9g，天竺黄 15g，橘红 12g，茯苓 15g，枳实 12g，石菖蒲 12g。便秘者，加生大黄 9g，水煎鼻饲。

针灸治疗

可急针百会、四神聪、水沟、劳宫穴，或灸百会穴。

第二节 心脏停搏与心源性猝死的西医诊疗要点及原则

心脏停搏是猝死的主要原因。心脏停搏是指心脏突然停止射血，造成循环停止而产生的一系列症状、体征，包括意识丧失、晕厥和大动脉搏动消失。心脏性猝死的病因包括心源性和非心源性。心源性猝死（SCD）是在急性症状发生后 1 小时内因心脏原因突然发生意识丧失导致的自然死亡。冠心病是导致心源性猝死最主要的原因，尤其是心肌梗死后 1 年内。除冠心病外，心源性猝死的第二大病因是心肌病。此外，一些先天性或遗传性疾病导致的原发性心电异常也是猝死的原因，包括长 QT 综合征和马方综合征等。心脏性猝死发生的主要病理机制是冠状动脉痉挛或微血栓所引起的急性心肌缺血，进而产生严重心律失常，室颤是猝死的具体表现。产生室颤的电生理基础是心肌缺血使心电活动不稳定和心肌折返激动。

临床表现

（1）前驱期：发生在终末事件之前的数天、数周或数月，新的血管症状出现或原有的症状加重，如患者胸闷或心前区不适、典型的心绞痛、心慌、气短或乏力等。

（2）终末事件期：急骤发生心悸或心动过速、头晕、呼吸困难、软弱无力或胸痛。时间非常短暂，患者往往不能回忆起晕厥发生前的症状。终末事件的发生代表了心脏结构性异常与功能性影响之间的相互作用，其结果是易于产生心律失常及心肌代谢环境的改变。

（3）心脏停搏：患者心脏突然停止射血，造成循环停止、脑血流量不足而致的意识突然丧失、呼吸停止和脉搏消失。其心电机制是室颤（60%～80%）、缓慢心律失常或心脏停搏（20%～30%）、持续室速（5%～10%）。其他少见机制包括电机械分离、心室破裂、心脏压塞、血流的急性机械性阻塞（大的肺动脉栓塞）以及大血管的急性事件（大动脉穿孔或破裂）等。

（4）生物学死亡：如不进行治疗干预，持续4～6分钟的室颤引起不可逆的大脑损害。在猝死后4分钟内开始进行复苏术，存活的可能性很大。8分钟内若缺乏生命支持治疗措施，即刻复苏和长时间存活几乎不可能。

诊断要点

（1）突然意识丧失，伴有抽搐，多发生在心脏停搏10秒内。

（2）大动脉（如颈动脉、股动脉）搏动消失，血压测不到。

（3）心音消失。

（4）呼吸呈叹息样，随即停止。

（5）瞳孔散大，对光反应迟钝或消失，多在心脏停搏后 30 ～ 60 秒出现。

治疗方案及原则

现场心肺复苏（CPR）是提高患者存活率的关键。心脏停搏发生后 4 分钟内为抢救的最佳时间。这一时间内，如果给患者实施有效 CPR，或识别心律失常，尽早除颤，患者极有可能被挽回生命。早期、高质量 CPR，可提高心脏停搏患者的生存率。

1. CPR

适用于院外未被目击或院内外不能立即获得除颤器 / 自动体外除颤器（AED）的心脏停搏。正确方法：将患者平放至硬平面上（如硬床或地面上，视其所在地点），施救者位于患者身体右侧，可在患者两侧耳边呼唤，若没有意识，先行呼救，请周围人（无人时自己）拨打急救电话，然后立即进行 CPR。上述一系列动作越快越好，争取 1 ～ 2 分钟内完成。

CPR 包括胸外按压和人工呼吸两部分。

（1）胸部按压方法：位置为两侧肋弓在中央交界点（也称剑突）上两横指处，如果是男性患者可简单选择两侧乳头连线中点处。定位后，将一只手的掌根部放在按压部位，另一只手叠放在第一只手上，手指交叉，以掌根按压。按压时要注意肘关节固定，双臂伸直与患者胸壁成 90° 角，垂直方向下压，深度为 5 ～ 6cm，频率为 100 ～ 120 次 /min，并保证每次按压后胸廓回弹。若患者在床上，施救者可踩脚垫便于按压；若患者在地上，施救者应跪在患者身体右侧，左膝平其肩部，双膝分开与肩同宽，以此姿势实施 CPR。

（2）心肺复苏中的呼吸方法：建议以 30：2 的比例进行胸外按压与人工呼吸，即迅速进行 30 次按压后紧接着 2 次人工呼吸。进行人工呼吸时需先开放气道，多采用仰头抬颌法，即左手手掌放在患者前额部向下压，右手的食指和中指放在患者下颌正中向右侧旁开 2cm 的下颌骨处，提起下颌，使患者头后仰 30°，下颌角与地面垂直，保持气道通畅。可实施口对口，或使用简易呼吸器进行人工呼吸。使用面罩时，以 EC 手法按紧面罩，连续挤压球体气囊 2 次送气，每次 1 秒，送气量占气囊容积的 1/3 左右，间隔 1 ～ 2 秒放气，然后再次送气，观察患者胸部有无起伏，注意避免过度通气。每进行 5 个循环周期（5 个 30：2，约 2 分钟）评估，观察患者有无反应。建议每 2 分钟更换按压者，以免按压者疲劳导致按压频率和深度不够。

（3）无条件采取人工呼吸：若无法进行口对口人工呼吸或没有简易呼吸器，也可仅做胸部按压。研究发现，与不按压相比，单纯按压仍然可显著提高成人院外心脏停搏的存活率，且简便易行。

2. 电除颤

当心脏停搏发生在医院内且有除颤器，或发生在院外有目击者且 AED 可立即获得时，应以最快速度除颤。若不能立即获取除颤器，或心脏停搏没有被目击，仍主张先进行 CPR。①重复除颤：首次电复律不成功时，应持续 2 分钟 CPR（约 5 个循环周期），然后重新评估心律，若仍为可除颤心律，则再次电复律。上述过程进行的同时，应建立较大的外周静脉通道（如肘正中静脉）。若第 2 次电复律仍未成功，应继续徒手 CPR 5 个周期，同时静脉推注肾上腺素 1mg（若使用外周静脉推注药物，应再推注生理盐水 20mL，使药物迅速达到中心循环），然后重复电复律及上述 CPR 循环。②除颤后需衔接 CPR：电复律后均应立即衔接 CPR，同时观察患者反应及心律情况，而不可仅观察监测器上的心律，停止复苏，因为此时即使复律成功，室性心动过速或心室颤动已终止，在自主心律恢复的早期，心脏仍不能完全有效地射血，需要心外按压帮助维持循环，待数秒钟后确认心跳恢复才可停止心外按压。

3. 气管插管及辅助呼吸

CPR 过程中，若无法保证气道通畅，且无可靠自主呼吸，应尽快进行气管插管。当完成插管建立高级气道后，可不再间断心外按压，对通气速率的建议简化为每 6 秒 1 次（每分钟 10 次呼吸），行简易呼吸器或呼吸机辅助呼吸（通气量为 6 ～ 7mL/kg）。若有呼吸器，可与气管插管连接使用。

4. 复苏药物

肾上腺素为一线用药，早期给予肾上腺素，能使室颤波变粗，有利于复律。胺碘酮是心肺复苏的首选抗心律失常药物；阿托品在心动过缓时使用，如无效给予临时心脏起搏治疗；多巴胺、间羟胺在低血压时使用。由于碳酸氢钠可能通过降低血管阻力减少冠状动脉灌注压，并使氧合曲线左移，不利于氧的释放，故在 CPR 患者中不推荐常规使用碳酸氢钠，但在特殊状态下，如存在明显代谢性酸中毒或高钾血症，可能有益。建议有条件时在血气或碳酸氢盐浓度监测下使用，初始剂量可予 1mEq/kg，或在除颤、CPR、通气支持及注射肾上腺素 1 次以上后使用。

5. 复苏后支持治疗

包括治疗原发病（如急性心肌梗死、心律失常、水电解质平衡紊乱等）；保护脑细胞，防止脑水肿（应用甘露醇脱水、低温疗法、激素等）；纠正酸中毒（碳酸氢钠用于有高钾血症、酸中毒、三环类抗抑郁药过量以及长时间心脏停搏的患者）；维持有效循环（多巴胺、间羟胺、肾上腺素等，药物无效时可应用主动脉内球囊反搏）；维持呼吸功能（给氧、机械通气等）；防治肾衰竭；预防继发感染等。

识别高危心脏停搏（SCA）和（或）心源性猝死（SCD）患者

根据《2020 年美国心脏协会心肺复苏和紧急心血管护理指南》（下文简称《指南》），SCD 的高危人群有 SCA 幸存者、曾有过室性心律失常 / 晕厥发作、心肌梗死后、SCA 家族史、任何原因引起的 LVEF 低下等。对上述患者，临床医生应根据心电图、动态心电图、超声心动图、心功能测定、心室晚电位、心率变异性、T 波电交替等无创性检查指标，结合遗传性标志物（如相关致病基因）等检查，并结合临床进行风险预测。值得指出的是，有创电生理检查更有助于发现高危患者。具体检查方法如下。

1. 病史和体格检查

应对患者的临床表现进行全面而细致的评估，内容包括病史、体格检查、心电图数据等。

（1）与心律失常相关的症状 / 事件（心悸、头晕、晕厥、呼吸困难、胸痛、SCA），与基础疾病相关的症状（静息或劳力性呼吸困难、水肿、胸痛等），诱因（低钾血症等），合并疾病（冠心病、瓣膜病、先天性心脏病等），危险因素（高血压、糖尿病、高脂血症、吸烟）和应用药物（抗心律失常药物、延长 QT 间期药物等）。

（2）家族史：一级直系亲属的 SCA、SCD、不明原因溺水史，心脏病史（心肌病、先天性心脏病、遗传性心律失常综合征等），心肌病及相关神经肌肉病史、癫痫史等。

（3）体格检查：心率、心律、血压、颈静脉压、杂音、脉搏、水肿、手术瘢痕等。

2. 理化检查

（1）非侵入性检查：①导联心电图：疑似或确诊的室性心律失常、SCA 幸存者，应获取窦性心律时的 12 导联心电图，寻找基础疾病的线索；血流动力学稳定的心律失常，应获取发作时的 12 导联心电图。②运动试验：对于症状与运动和情绪激动有关，如疑似心肌缺血等患者，运动试验有助于评估运动诱发的室性心律失常。③动态心电图：有助于评估心悸、先兆晕厥、晕厥等症状是否与心律失常有关。④心电事件监测器（ICM）：对于疑似室性心律失常引起的偶发症状（包括晕厥），植入心电记录仪是有意义的。⑤非侵入性心脏影像检查：明确或疑似与基础心脏疾患有关的室性心律失常或有猝死风险者，推荐行超声心动图检查以评估心脏结构和功能；怀疑有结构性心脏病者，若超声心动图未见异常，MRI 或 CT 等更先进的心脏影像学检查有助于识别和定性基础心脏疾患。⑥生物标志物：结构性心脏病患者，BNP 或 NT-proBNP 可用于预测 SCD 或 SCA 的风险。⑦基因检测：对于有家族性猝死病史者，推荐对患者和家庭成员进行 SCA/SCD 危险分层相关基因检测，遗传咨询有益。

（2）侵入性检查：①心导管等心脏影像：不明原因 SCA 幸

存者，CT 或侵入性冠状动脉造影有助于确认是否存在缺血性心肌病所导致的 SCA，并指导冠状动脉血运重建。②电生理检查：缺血性心肌病、非缺血性心肌病和成人先天性心脏病患者，若有晕厥或室性心律失常的其他症状，但又不符合 ICD 植入的一级预防适应证，电生理检查可评估持续性室速的风险；符合 ICD 植入适应证者，不应为诱发室性心律失常进行危险分层而行电生理检查；LQTS、CPVT、短 QTS 和 ERS 患者，不推荐行电生理检查以评估室性心律失常的风险。

3. SCA/SCD 的预防和治疗

（1）SCA 合并心律失常的治疗：① SCA 发生时，应按心肺复苏（CPR）指南建议的初级及高级生命支持流程行 CPR。②血流动力学不稳定的室性心律失常应行直流电转复。若转复无效，或在最大能量电击后复发，可在静脉应用胺碘酮后再次行电转复。③多形性室速或室颤伴 ST 段抬高型心肌梗死时，应急诊行冠状动脉造影和血运重建术。④宽 QRS 波心动过速诊断未明时，应假定其为室速进行救治。⑤室颤或多形性室速引起 SCA 时，若 CPR、除颤和升压药治疗无效，静脉应用利多卡因。⑥心肌缺血导致的多形性室速，静脉应用 β 受体阻滞剂有效。⑦近期心肌梗死患者，若在直流电转复和抗心律失常药物治疗基础上室速 / 室颤仍反复发作（电风暴者），静脉注射 β 受体阻滞剂有效。⑧血流动力学稳定的室速，静脉应用胺碘酮或索他洛尔可能终止室速。⑨ SCA 发生，行 CPR 时，静脉注射肾上腺素。

（2）SCA 合并心力衰竭的治疗：心力衰竭患者，优化的心力衰竭药物治疗对降低 SCD 的风险十分重要，应在病情允许的条件下将药物加至靶剂量。LVEF ≤ 40% 的心功能减低患者，应

用 β 受体阻滞剂、血管紧张素转换酶抑制剂（ACEI）或血管紧张素Ⅱ受体阻滞剂（ARB）或血管紧张素受体脑啡肽酶抑制剂（ARNI）、醛固酮受体拮抗剂，可降低 SCD 和全因死亡率。

（3）ICD 治疗的适应证：ICD 可有效终止恶性室性心律失常，是 SCD 的有效防治手段，其在猝死一级及二级预防中的地位被充分认可。①因非可逆原因的室速 / 室颤导致 SCA 或者出现血流动力学不稳定的室速，预期生存时间＞1 年，推荐植入 ICD。②结构性心脏病合并自发持续性室速，预期生存时间＞1 年，推荐植入 ICD。③结构性心脏病出现不明原因的晕厥，电生理检查能够诱发出 SMVT，预期生存时间＞1 年，推荐植入 ICD。④缺血性心脏病导致的 LVEF ≤ 35%，心肌梗死后＞40 日或血运重建后＞90 日，经最佳药物治疗后心功能（NYHA 分级）为Ⅱ级或Ⅲ级，预期生存时间＞1 年的患者，推荐植入 ICD。⑤缺血性心脏病导致的 LVEF ≤ 30%，心肌梗死后＞40 日或血运重建后＞90 日，经最佳药物治疗后心功能（NYHA 分级）为Ⅰ级，预期生存时间＞1 年，推荐植入 ICD。⑥既往心肌梗死导致的 NSVT，如若 LVEF ≤ 40%，电生理检查能够诱发出持续性室速或室颤，预期生存时间＞1 年，推荐植入 ICD。⑦非缺血性心脏病导致的 LVEF ≤ 35%，经最佳药物治疗后心功能为Ⅱ级或Ⅲ级，预期生存时间＞1 年，推荐植入 ICD。⑧ ARVC 患者，合并至少 1 项猝死危险因素，如 SCA 幸存者、持续性室速、右室射血分数（RVEF）或 LVEF ≤ 35% 的显著心功能不良，预期生存时间＞1 年，推荐植入 ICD。⑨症状性 LQTS、CPVT 患者，若 β 受体阻滞剂治疗无效或不能耐受，仍有反复、持续性室速或晕厥发作，推荐 ICD 治疗。

附录　心血管系统疾病有创操作规范

一、冠状动脉造影操作规范

冠状动脉造影术是目前诊断冠心病的金指标，为冠心病的确诊提供了最好的手段。它利用穿刺针经皮穿刺动脉血管（股动脉或桡动脉）后植入细小造影导管于心脏冠状动脉开口，造影显示全部冠状动脉内情况。具有准确、直观、微创、痛苦少的特点，目前是冠状动脉疾病的最准确的确诊方法。通过它可了解冠状动脉内情况、有无冠状动脉病变、部位、严重程度，同时为下一步药物治疗方案的确定、能否行冠状动脉成形术（PTCA）及冠状动脉内支架术重新疏通病变冠状动脉血管还是需要外科搭桥手术等决策做准备，并对患者的预后做评估。

（一）原理

冠状动脉造影是选择性将导管插入冠状动脉开口，注射造影剂显示冠状动脉解剖走行及病变情况。

（二）适应证

包括：①临床怀疑冠心病者，为明确诊断。②临床诊断为冠心病者，根据造影结果选择治疗方式（如介入治疗、冠状动脉旁路移植术或药物治疗）。③急性心肌梗死，需急诊介入治疗或外科手术治疗者。④血管重建术后的疗效随访。⑤心脏外科手术前，了解冠状动脉情况。⑥特殊职业者。

（三）禁忌证

（1）除精神正常、有行为和责任能力的患者拒绝该项检查及拒绝签署知情同意书外，无绝对禁忌证。

（2）相对禁忌证主要有以下几种：①未控制的充血性心力衰竭或急性左心衰竭；②未控制的严重心律失常；③未控制的严重电解质紊乱或洋地黄中毒；④未控制的高血压；⑤急性脑卒中；⑥并发感染性疾病或其他未控制的全身性疾病；⑦急性心肌炎；⑧主动脉瓣心内膜炎；⑨活动性出血或严重出血倾向；⑩正在口服抗凝药（如华法林）者；⑪ 急性心肌梗死无上述适应证者；⑫ 对碘造影剂严重过敏；⑬ 严重肾功能衰竭和（或）无尿，除非已准备透析治疗清除造影剂和体内过多的液体，否则不宜进行造影术。

（四）操作方法及程序

1. 术前准备

（1）向患者说明术中需与医生配合的事项，向家属解释术中可能出现的并发症，签署“手术同意书”。

（2）药品：碘伏，1%利多卡因，肝素盐水，造影剂及抢救药。

（3）动脉穿刺针和扩张器鞘管套装，左冠状动脉造影导管和右冠状动脉造影导管，指引导丝。

（4）三联三通板，压力套装，注射器。

（5）心电监护仪，除颤器，临时起搏系统，气管插管，辅助通气设备等。

2. 手术方法

（1）血管入路：可采用股动脉、桡动脉或肱动脉等。

（2）经皮穿刺动脉并植入动脉鞘管，酌情给予肝素 2000 ～ 3000U，高凝状态或操作时间超过 1 小时可追加肝素。应经常抽吸动脉鞘侧管，观察有无血栓阻塞。

（3）在 X 线透视下和导引钢丝引导下将导管送至升主动脉中部，不要过深，以免在不知情的状态下进入冠状动脉。导管到位后取出导丝，排除空气，连接三联三通，观察压力曲线，确认压力曲线显示良好。

（4）通常先行左冠状动脉造影，一般取正位或左前斜位，将左冠状动脉造影导管沿主动脉壁向下滑行至左冠状窦内，多数情况下导管前端会自动跳进左主干内。这时应先确认压力曲线无异常变化，再注射少量造影剂确认导管的位置是否合适（避免过深或导管尖端过度顶壁）。若未进入左冠状动脉，可轻微旋转，配合提送导管使之进入。确认导管位置合适后，转动 C 形臂，以多种体位造影观察左冠状动脉。常用体位包括左前斜位、右前斜位、后前位及头位、足位成角投照。

（5）右冠状动脉造影通常取左前斜位。将右冠状动脉造影导管沿主动脉壁向下送至右冠状窦内，顺时针旋转导管，观察压力及导管跳动，结合注射造影剂以判断导管是否进入右冠状动脉口。确认导管位置合适后，转动 C 形臂，以多种体位造影观察右冠状动脉。常用体位包括左前斜位及右前斜位。

（6）检查结束后，拔出动脉鞘管，局部压迫止血，通常需要压迫 15 ～ 25 分钟，加压包扎。可酌情使用血管闭合器。

（7）经桡动脉行左冠状动脉造影可以选择 Judkins 左（JL）或 Amplatz 左型导管（AL）。AL 比较容易操纵，可以在导丝的引导下进入左冠状窦内，边逆时针转动导管，边推送导管，使之接近左冠状动脉口，然后顺时针扭动导管，一般情况下导管会自动跳入左冠状动脉口内。如果过深，可以逆时针转动使导管头从左主干内后退。右冠状动脉造影可以选用多用途导管、Judkins 右（AR）或 AL 导管。AL 导管也可以在做完左冠状动脉后转过来做右冠状动脉，一根导管做两支冠状动脉，不用交换导管。左右冠状动脉共用型导管也广泛应用，即用一根导管完成左、右冠状动脉造影。

3. 处理并发症

（1）心律失常：常见有心动过缓、房室传导阻滞、室性早搏等，与冠状动脉内注射造影剂有关，多为一过性，可嘱患者咳嗽以加快心律恢复。少数缓慢性心律失常患者须用阿托品，甚至起搏治疗。严重的心律失常包括室性心动过速、心室颤动，多与导管嵌顿冠状动脉有关，应尽快调整导管位置或撤出导管。经上述处理不能终止的严重心律失常，应使用药物或电复律治疗。

（2）急性肺水肿或心力衰竭加重：应终止检查并抢救。

（3）猝死：猝死通常与左主干急性闭塞有关，应尽量避免导管操作进入或损伤左主干。一旦发生，应在行心肺复苏的同时行紧急血管重建治疗。

（4）心肌梗死：心肌梗死主要是因为血栓或斑块脱落入冠状动脉或导管损伤冠状动脉，阻塞较大的冠状动脉或分支所致，也可发生于冠状动脉严重狭窄的患者。根据阻塞的血管不同及临床表现，考虑保守治疗或紧急血管重建治疗。

（5）栓塞：包括空气栓塞、血栓栓塞或斑块脱落等。根据栓塞的程度和部位不同，其后果有差异，栓塞最严重的是脑动脉栓塞和冠状动脉栓塞。为预防其发生，应注意将导管内及三联三通接头处的气泡全部排尽；操作应尽量轻柔，严格按照规范，对于高危患者应充分抗凝。一旦发生，可根据具体情况相应地处理。

（6）冠状动脉夹层：较易发生在右冠状动脉。

（五）结果判断与临床意义

（1）结果判断：①通常认为主要冠状动脉及其大分支管腔直径狭窄≥50%将影响血流储备，为有临床意义的病变。左冠状动脉前降支（LAD）、左冠状动脉回旋支（LCX）和右冠状动脉（RCA）病变狭窄≥70%、左主干病变狭窄≥50%被归为严重病变。②根据病变的狭窄程度、部位、长度、成角、偏心、钙化、溃疡、血栓、扩张性病变或动脉瘤、分支受累以及病变近端血管弯曲度确定病变类型。③根据病变的数量和分布确定冠状动脉疾病（CAD）的严重程度。

（2）临床意义：①确定诊断；②指导治疗；③评价疗效。

（六）注意事项

选择性冠状动脉造影风险相对较高，应严格掌握适应证，做好术前准备，规范操作过程，做好术后处理。

二、经皮冠状动脉介入治疗操作规范

（一）适应证

确定经皮冠状动脉介入治疗（PCI）的适应证主要是权衡其收益和风险。收益大于风险即可为适应证，反之则为禁忌证。权衡收益和风险须考虑下列因素：①患者全身情况能否耐受操作；②心肌缺血严重程度；③病变形态、特征及手术操作成功的可能性；④处理并发症的能力；⑤远期效果；⑥费用。

1. 稳定型劳力性心绞痛

（1）药物治疗后仍有症状，并有缺血证据，狭窄≥ 50% 的单支或多支病变的患者。

（2）症状虽不严重或无明显症状，但负荷试验显示广泛心肌缺血，病变治疗成功率高、手术风险低。

（3）PCI 后再狭窄病变。

（4）左主干病变不宜行冠状动脉旁路移植术（CABG）者。

（5）CABG 术后移植血管局限性狭窄，近远端吻合口病变或自身血管新发生的病变，导致心绞痛或有客观缺血证据。

（6）有外科手术禁忌或要进行大的非心脏手术的冠心病患者。

2. 无 ST 段抬高急性冠脉综合征（不稳定型心绞痛及非 Q 波心肌梗死）

对高危以及经充分药物治疗后仍不能稳定者，提倡早期介入治疗。

3. 急性 ST 段抬高心肌梗死（AMI）

（1）直接 PCI：① ST 段抬高或新出现左束支传导阻滞的 AMI，发病在 12 小时内，能在就诊后 90 分钟内由有经验的术者开始球囊扩张。② ST 段抬高或新出现左束支传导阻滞的 AMI，发病 36 小时内发生心源性休克，可在休克发生 18 小时内由有经验的术者行 PCI。③ AMI 发病 12 小时内有严重心力衰竭和（或）肺水肿患者。④ AMI 发病 12 ～ 24 小时伴有严重心力衰竭、血流动力学或心电不稳定或有持续心肌缺血症状者。⑤适合再灌注治疗，但有溶栓禁忌证的 AMI 患者。

（2）溶栓后补救性 PCI：①溶栓后仍有明显胸痛，或合并严重心力衰竭、肺水肿或心电不稳定者。②溶栓后仍有或新发生心源性休克或血流动力学不稳定者。

（3）急性期后的 PCI：①有自发或诱发心肌缺血或再梗死征象者。②心源性休克或持续血流动力学不稳定者。③左室射血分数＜ 40%、左心衰竭、严重室性心律失常患者。④急性期曾有过心力衰竭者。⑤对溶栓治疗后的患者，均可考虑冠状动脉造影，对闭塞的梗死相关动脉或严重狭窄病变行 PCI（若无缺血证据，建议数天或数周后进行）。⑥非 Q 波心肌梗死患者。

（二）相对禁忌证

包括：①病变狭窄程度＜ 50%，且无明确客观缺血证据。②左主干狭窄伴多支病变。③弥漫性病变。④在无血流动力学受损的 AMI 急性期不应对非梗死相关动脉行 PCI；AMI 发病已超过 12 小时，无心肌缺血症状，且心电图及血流动力学稳定者不应行 PCI。

（三）操作方法

1. 术前准备

（1）术前用药及准备：①术前应继续口服原有抗心绞痛药物。②抗血小板制剂：术前3日开始每日口服阿司匹林100～300mg，对未服用过阿司匹林而需急诊PCI者应于治疗前立即给予300mg水溶性制剂口服。对计划行支架植入术者还应口服氯吡格雷或替格瑞洛。③对合并慢性肾功能不全的患者应于术前2～3小时开始持续静脉滴注生理盐水或5%葡萄糖100mL/h，直至术后10小时或出现充足尿量。对给予充足血容量后仍尿少或合并左心功能不全的患者可给予适量呋塞米静脉注射。④患者术前应备皮，接患者入导管室前可酌情给予镇静剂。⑤医生应全面了解患者的临床情况，向患者和（或）家属解释操作的大致过程及须与医师配合的事项，并签署“知情同意书”。

（2）器材的选择：①引导导管。②导引钢丝：按尖端的软硬程度，可分为柔软钢丝、中等硬度钢丝和标准硬度钢丝三种类型。一般非闭塞性病变或急性血栓性病变可首选柔软钢丝，对慢性闭塞性病变可试用中等硬度钢丝或标准硬度钢丝。③球囊导管：直径1.5～4.0mm，长度20cm者最常用，也有短球囊和长球囊，可根据病变长度进行选择。④支架：按支架释放方式，可分为自膨胀型支架和球囊扩张型支架，后者按支架的基本设计又可分为管状裂隙支架、环状支架和缠绕型支架。球囊扩张型支架最为常用。⑤其余器材及设备同冠状动脉造影。

2. 基本操作方法

（1）血管入路：可选用经股动脉穿刺途径，也可选用经桡动脉穿刺途径进入（以右侧桡动脉常用）。选用桡动脉途径者，必须行 Allen 试验，证实掌动脉弓通畅方可进行穿刺。对个别患者股动脉和桡动脉途径均不能进入者，可考虑经肱动脉穿刺途径进入。在相应动脉穿刺插入鞘管后，经鞘管注入肝素 7500 ～ 10000U（或根据体重调整用量 100U/kg），使全血凝固时间（ACT）≥ 300s，手术每延长 1 小时，补充肝素 2500 ～ 3000U。

（2）球囊扩张的基本操作要点：①将适宜的引导导管送入病变所在的冠状动脉开口，在 X 线透视下调整引导导管，使之与血管近端呈良好同轴状态又不引起压力嵌顿。选择能充分暴露病变、血管影无重叠的体位进行基础冠状动脉造影。②在 X 线透视下经引导导管送入导引钢丝，跨过狭窄病变，送至冠状动脉远端。在推送导引钢丝过程中，动作应轻柔，边旋转引导钢丝边推送，不应有阻力。对全闭塞病变，当导引钢丝跨过阻塞段后，应造影确认其在血管真腔内，再继续操作。③沿导引钢丝送入球囊导管，对不拟进行支架植入的病变，可选择与血管直径之比为 1∶1 的球囊导管，将球囊送至狭窄病变部位后即可开始加压扩张。压力应在 X 线透视下逐渐增加，直至病变的压迹消失，一般 6 ～ 10 个大气压（取决于球囊特性、所选用球囊与血管直径的比例及病变特征）。若拟植入支架，可用小一号或直径 2.5mm 的球囊进行预扩张，以减少球囊扩张所致的夹层。

（3）冠状动脉内支架植入术的基本操作要点：①支架一般在球囊预扩张之后沿引导钢丝送入。在较局限、非完全闭塞、近端血管无严重纡曲、无显著钙化的病变，也可不经球囊预扩张，直接植入支架。支架直径的选择一般与血管直径之比为（1～1.1）：1。经造影确定支架准确定位于病变部位之后，加压扩张，直至在X线透视下见支架球囊充分扩张。②对植入药物洗脱支架者应注意支架须覆盖全部病变，且后扩张的球囊不能超过支架近远端边缘，以免出现边缘再狭窄。③支架植入后应多体位（至少2个互相垂直的体位）投照，观察支架是否满意扩张，病变或夹层是否被支架充分覆盖，病变处残余狭窄情况等。④血管内超声（IVUS）有助于精确判断血管直径、病变特性，从而选择适宜直径的支架，并判断支架扩张是否充分和满意，但临床上一般并非必需，有条件者可考虑应用。

3. 术后处理

（1）术后一般不必常规应用肝素，4小时后ACT＜150s可拔除股动脉鞘管，桡动脉鞘管可在术后立即拔除并加压包扎。

（2）继续抗血小板治疗：长期服用阿司匹林，100～300mg/d（3个月后通常100mg/d）；植入裸金属支架者继续服用氯吡格雷75mg/d，至少1个月；植入西罗莫司洗脱支架者至少服用3个月；植入紫杉醇洗脱支架者至少6个月，有条件者最好服用12个月。

（3）非完全血管重建的患者应继续服用抗心绞痛药物。

（4）严密观察血压、心率等生命体征，复查心电图，记录尿量，注意血容量的补充。注意穿刺部位局部有无出血、血肿，经股动脉穿刺途径者，注意足背动脉搏动情况。术中或术后有可疑缺血征象者（如长时间胸痛、分支闭塞、心电图ST-T改变或血流动力学不稳定者），应于术后6～8小时和24小时复查血清标志物TnT或TnI、CK-MB和CK的水平。

（四）并发症的预防和处理

（1）冠状动脉痉挛：冠状动脉内注射硝酸甘油，每次 100 ～ 300μg，必要时可重复应用。也可在冠状动脉内注射维拉帕米，每次 0.1 ～ 0.2mg，每日 1.0 ～ 1.5mg；或地尔硫䓬，每次 0.5 ～ 2.5mg，每日 5 ～ 10mg。

（2）冠状动脉夹层：轻度内膜撕裂通常不影响手术结果。严重的夹层，如造影剂在管腔外滞留成“帽状”、螺旋状夹层、管腔内充盈缺损、血流减慢或完全闭塞，应紧急植入支架。

（3）冠状动脉急性闭塞：可由冠状动脉痉挛、血栓形成、动脉夹层或上述三个因素间的组合引起。在术中发现冠状动脉急性闭塞，应立即在冠状动脉内注射硝酸甘油，解除冠状动脉痉挛。若不能缓解，可重新沿导引钢丝插入球囊导管，在闭塞处扩张，使血管再通，并植入支架。对急性血栓闭塞可静脉注射血小板受体拮抗剂。血流动力学不稳定时，除用升压药物外，应立即经皮穿刺插入主动脉内球囊反搏导管。对急性闭塞造成大面积心肌缺血，尤其血流动力学不稳定者，若介入治疗不能使之再通，应及早行急诊冠状动脉旁路移植术。若闭塞血管较小或在血管远端，心肌梗死范围小，一般情况良好，试图血管再通不成功，也可内科药物治疗。

回病房后突发急性胸痛、心电图提示冠状动脉闭塞者，应立即行冠状动脉造影，根据情况按上述原则分别处理。

（4）急性心肌梗死：大多由于冠状动脉夹层或急性闭塞所致，一部分与严重、长时间的痉挛有关。少数患者在 PCI 成功后发生，可能由于治疗部位的血栓形成所致。其处理原则同冠状动脉急性闭塞。

（5）冠状动脉栓塞：多由术中引导钢丝或球囊导管周围形成的血凝块脱落，或冠状动脉粥样硬化斑块因导管碰撞或加压扩张而脱落所致。一旦发生，可重新插入球囊导管扩张栓塞部位。

（6）分支闭塞：术中应根据分支大小及分支开口部有无病变，决定是否应用双导引钢丝技术保护分支，或对吻球囊技术扩张分支病变。在分支部位植入支架时应选择侧孔较大的支架以减少对分支的影响，一旦大分支闭塞，应用导引钢丝穿过支架孔眼进入分支，并用球囊再次扩张，使之再通。对大分支直径＞2.5mm者，若单纯球囊扩张后效果不满意，可考虑植入支架。

（7）“无复流”现象：多见于急性冠脉综合征富含血栓的病变及退化的大隐静脉旁路移植血管病变的介入治疗及斑块旋磨术治疗时，可造成严重的后果。应立即在冠状动脉内注入硝酸甘油或钙拮抗药，也可试用腺苷冠状动脉内注射。血流动力学不稳定者，除用升压药物外，应立即开始主动脉内球囊反搏。关于无复流的预防，对富含血栓的病变可考虑术前开始应用血小板受体拮抗药，术中可使用远端保护装置。

（8）冠状动脉破裂或穿孔：大多由导引钢丝穿破冠状动脉所致，少数由球囊导管或支架造成，在治疗完全闭塞性病变时较易发生。一旦发生，应立即用球囊在穿孔处近端低压扩张，阻断血流，预防心脏压塞发生，并应用鱼精蛋白中和肝素，对小的穿孔多可奏效。无效时，对直径＞3mm、附近无大分支的血管穿孔或破裂可考虑植入带膜支架，封闭穿孔部位。若已出现心脏压塞，应扩充血容量，并行心包穿刺引流。经上述处理后穿孔不能闭合者，应立即行外科手术。

（9）严重心律失常：包括心室颤动和室性心动过速，须立即进行电转复治疗。

三、血管内超声（IVUS）操作规范

血管内超声（IVUS）是指将无创性的超声技术和有创性的导管技术相结合，使用末端连接有超声探针的特殊导管进行医学成像技术。通过心导管将微型化的超声换能器植入心血管腔内，多晶片换能器环形阵列或单晶片换能器高速旋转（1800 转 / min），完成 360° 动态血管截面扫描。通过成像处理系统，回波信号强弱以灰阶形式显示，二维横截面成像，显示心血管断面的形态。

（一）适应证

血管内超声主要应用于冠状动脉系统的诊断、指导和评估。①冠状动脉造影不能明确诊断的病例，如临界病变、模糊病变；②指导一些复杂、特殊的病变，如左主干病变、开口及分叉病变、冠状动脉慢性完全闭塞性病变、桥血管病变等；③需明确病变形态和斑块性质；④评价病变长度，明确支架的选择和放置；⑤评价支架植入术等冠状动脉介入治疗的疗效；⑥冠状动脉病变的远期随访研究。

（二）禁忌证

无绝对禁忌证。

（三）用物准备

① IVUS 主机、IVUS 连接盒（PIM 盒）、自动回撤装置；② IVUS 导管。

（四）操作流程

具体为：①如需 VH-IVUS 和 FFR 功能，开机前应先连接主机后下方的 ECG 和 BP 电缆线，导入心电信号和有创压。②启动主机，新建病例，显视屏右上角红心闪烁证明心电信号连接成功，无心电信号将丢失 VH-IVUS 功能，但不会影响灰阶 IVUS 的录制功能。③进入 HOME 界面（实时录制状态）。④将 PIM 盒（IVUS 导管连接盒）放入无菌袋，IVUS 导管连接 PIM 盒，待显视屏左下方提示 catheter Insert 后将导管送入体内。⑤在血管造影检查的基础上，选定所需检查的血管和病变部位。⑥同普通介入治疗，追加普通肝素，预防导管血栓形成。⑦将指引导管放置到冠状动脉口，将指引导丝送至靶血管远端。⑧将血管内超声导管（电子相控阵）沿指引导丝送至指引导管口（冠脉开口）后暂停，按下 RING DOWN 键待环晕伪影消失后再继续推送。⑨将超声导管送至需要进行检查的病变部位的远端，按下 RECORD 键，自靶血管的远端至冠状动脉开口以一定的速度连续回撤，完成完整超声影像录制，然后对感兴趣的部位进行重点检查。⑩录制过程 VH Off，只要接通心电信号就具有 VH-IVUS 信息；彩色血流功能需要事先选择，按 Chroma 键，显视屏下方显示 Chroma Flow on。⑪最后对采集的影像进行测量、分析、整理和存档。

（五）注意事项

具体为：①牢记在导丝和 IVUS 导管进入体内之前应预先给予肝素以避免血栓形成；②牢记在成像前应冠脉内注射硝酸甘油（即使血压在临界低限）以避免冠状动脉痉挛；③牢记在对左主干或右冠状动脉开口病变进行成像时，应将指引导管撤至主动脉内以避免将指引导管误认为开口病变；④现有超声导管均为一次性使用标准，为了保证图像质量、安全和避免交叉感染，不可重复使用；⑤超声导管不能打折，操作要轻柔，勿送入远端细小血管以免造成损伤；⑥推送导管不能越过指引导丝，靶血管显著狭窄时先行球囊预扩张，不能强行通过；⑦超声导管必须推送至病变的远端，回撤至主干开口，获取完整靶血管信息，防止遗漏病变；⑧当血管狭窄、迂曲并钙化显著时，先手动回撤感觉阻力，阻力大不宜采用自动回撤装置。

（六）并发症

并发症概率低于其他介入器材，相控阵导管<机械导管。操作不当、术前准备不充分会造成并发症：①血管痉挛；②当血管腔严重狭窄时，会造成心肌缺血；③血管损伤（夹层、血肿）；④血栓；⑤偶见室颤；⑥钩脱，导管卡住或断裂；⑦支架纵向缩短，尤其是机械旋转式导管。

四、主动脉内球囊反搏术操作规范

主动脉内球囊反搏术（IABP）是一种常用的机械辅助循环

方法。将一远端有球囊的导管经股动脉逆行插入至降主动脉左锁骨下动脉开口远端，用心电图或动脉内压力波形信号触发，控制球囊充气与排空。心脏舒张时球囊充气，主动脉瓣开放前（左心室射血期前）球囊被抽瘪。球囊在舒张期充气时，升主动脉舒张压升高，冠状动脉灌注压增加，冠状血流量增加；胀大的球囊驱使血流流向外周循环，从而减少主动脉舒张末期容量及下一次心脏收缩时的左心室射血阻抗（后负荷），减少心肌耗氧量。另外，升主动脉舒张压增高所引起的主动脉压力感受器的刺激，也可降低全身血管阻力及左心室射血阻抗，增加心排血量，降低心肌耗氧量，改善缺血心肌的氧供需平衡。

（一）适应证

（1）急性心肌梗死（AMI）并发心源性休克：当补充血容量及应用血管活性药物后血流动力学仍不稳定时，应尽早经皮插入 IABP 导管，并在 IABP 支持下进行冠状动脉造影和血管重建治疗。

（2）AMI 并发机械性并发症：AMI 并发室间隔穿孔或乳头肌断裂、血流动力学不稳定者，应尽早开始 IABP 治疗，为手术治疗做准备。

（3）经皮冠脉介入术（PCI）时应用：①急性冠脉综合征（包括 ST 段抬高和非 ST 段抬高者）血流动力学不稳定时，术前及术中应用 IABP 作为辅助循环支持。②高危患者行 PCI 时预防性应用 IABP，避免术中发生严重并发症引起严重血流动力学障碍，甚至心血管崩溃。③ PCI 并发冠状动脉急性闭塞、夹层、血流动力学不稳定时，IABP 作为辅助循环支持，以完成血管重建治疗。

（4）继发于心肌缺血的反复性、难治性室性心律失常。

（5）心外科的应用指征：①术前心功能差；②术中左心衰竭，撤离体外循环困难；③术后出现低心排血量综合征。

（二）禁忌证

①主动脉瓣关闭不全。②胸主动脉瘤、主动脉夹层。③周围血管病变（导管插入有困难者）。④不可逆的脑损害及晚期心脏病无手术适应证者。⑤心脏已停搏、心室颤动及严重低血压，经药物治疗后收缩压仍＜ 45mmHg，IABP 无效。

（三）操作方法

（1）术前准备：①向患者和（或）家属解释操作过程并签署知情同意书。②取得最近的实验室检查结果，如血象、血小板、出凝血时间等。③建立并保持静脉输液通道。④贴好心电图监测电极，并与反搏机相连接。⑤药品准备：消毒用碘伏、1% 利多卡因、肝素盐水及各种抢救药品。⑥ X 线透视机、除颤器、监护仪等各种急救设备及消毒巾、纱布等。⑦打开反搏导管包，内含穿刺针、引导钢丝、连接管、注射器和三通等物品。

（2）IABP 导管插入方法：常规方法穿刺股动脉，插入鞘管，注入肝素，然后沿导引钢丝送入气囊导管（送入前需先抽空气囊内的气体），在 X 线透视下将气囊导管尖端送至降主动脉锁骨下动脉开口的远端（胸锁关节下方）。若无 X 线透视条件，导管插入长度可通过测量胸骨柄至脐再斜向股动脉穿刺点的距离来估计，导管到位并固定后，与反搏泵连接，开始反搏。

（3）反搏机的操作及调节：请详细阅读有关说明书。开始反搏后，应观察压力波形是否满意。现代的反搏机通常可由心电图或压力波形信号自动触发气囊的充气和排空，必要时可人工调节气囊充放气时间，首先调节充气时间使之恰好发生在主动脉瓣关闭时（即主动脉内压力波形重搏波切迹处），然后调整放气时间，最终使气囊辅助的反搏增强压超过非辅助动脉收缩压，而辅助主动脉舒张末期压低于非辅助舒张末期压 5 ～ 15mmHg，以达到理想的反搏效果。窦性心律 80 ～ 110 次 /min 时球囊反搏最为有效，当心动过速心率＞ 110 次 /min 时球囊泵频率可降为 1 ∶ 2（即 2 次心跳反搏 1 次）。

（4）药物辅助治疗及护理：应注意补充血容量，继续应用血管活性药物。肝素静脉滴注 700 ～ 1000U/h［需监测活化部分凝血活酶时间（APTT），调整肝素剂量，使 APTT 维持在对照值的 1.5 ～ 2 倍］；或用低分子肝素，每 12 小时皮下注射 1 次。严密观察各项生命特征和血流动力学参数，神志状态、尿量、血气、下肢循环及足背动脉搏动。

（5）主动脉内球囊反搏导管的撤除：当患者血管活性药物可以减量而血流动力学稳定，一般情况明显好转时，反搏泵频率减为 1 ∶ 2，维持一段时间后若仍稳定，反搏频率减为 1 ∶ 3，维持 4 ～ 6 分钟病情仍无反复，则可拔除 IABP 导管。

应先停用肝素 4 小时，然后停止反搏，将球囊导管尾部卸下，接上带 50mL 注射器的单向活瓣，抽吸注射器，关闭单向活瓣，使导管球囊内形成真空，将球囊导管回撤直至气囊近端恰进入鞘管，然后一面紧紧在穿刺点下方加压（预防血栓栓塞远端动脉），一面将导管和鞘管拔出，让伤口喷血 2 ～ 3 秒后压迫股动脉穿刺点近端，放松远端，压迫止血至少 30 分钟，充分止血后加压包紧，并置沙袋压迫 6 小时，穿刺侧肢体制动 12 小时，卧床 24 小时。

（四）并发症的预防和治疗

（1）肢端缺血：通常由于血栓脱落、球囊导管阻塞和周围血栓形成。表现为下肢疼痛、变凉、苍白，足背动脉和胫后动脉搏动消失。发现缺血表现须及时处理，拔除球囊导管（必要时换至另一侧血管），取出血块或栓子或行血管重建术。预防血栓的发生主要在于使用适量肝素抗凝，拔除导管时局部喷出少量斑马液。

（2）血栓形成和栓塞：可栓塞肾动脉、脑血管、肠系膜动脉和周围动脉。血栓形成或栓塞可能是导管血凝块直接播散的结果，适当的肝素化可减少或预防这一并发症。球囊导管在动脉内必须始终处于搏动状态，若停止反搏则应立即拔除导管。其治疗取决于栓塞的部位及临床表现，必要时须拔除反搏导管。

（3）动脉损伤或穿孔：在导管插入过程中必须轻柔操作，以预防其发生。

（4）主动脉夹层：可表现为背痛、左右侧肢体脉搏和血压不对称、肾功能减退、胸痛加剧或神经系统症状。症状、体征经常不典型，临床上有时难以确诊。如在插管过程中遇到阻力，应怀疑此并发症。如临床表现及 X 线透视所见怀疑反搏导管在主动脉内膜下层，应立即停止反搏，拔除导管并给予相应治疗。为预防其发生，导管插入时如果遇有阻力切不可强行推送，应在钢丝引导并在 X 线透视下推送导管。

（5）感染：插管操作中注意无菌操作，每天换药，观察插管部位伤口，对反搏时间较长者，应用抗生素预防感染。

（6）出血、血肿：可局部压迫，并注意肝素的剂量和血小板计数。

（7）血小板减少症：与反搏时间有关，停止反搏后多可恢复至正常，除非出血严重，否则无须输血小板。

五、临时心脏起搏器操作规范

（一）适应证

（1）可逆性或一过性的严重房室传导阻滞、三分支传导阻滞或有症状的窦性心动过缓、窦性停搏等，如药物过量或中毒、电解质失衡、急性心肌梗死、外科或导管消融术后等。

（2）保护性起搏，潜在性窦性心动过缓或房室传导阻滞需做外科、心导管、电转复等手术及操作者。

（3）反复发作的阿–斯综合征患者在植入永久性起搏器之前以及起搏器依赖患者更换起搏器前的过渡性治疗。

（4）药物治疗无效或不宜用药物及电复律治疗的快速性心律失常，如心动过缓或药物诱发的尖端扭转型室性心动过速、反复发作的持续性室性心动过速及室上性心动过速、房性心动过速等，给予起搏或超速起搏以终止心律失常，从而达到治疗目的。

（二）术前准备

（1）药品消毒：聚维酮碘或碘酊，70% 乙醇溶液，局部麻醉药，1% 利多卡因或 1% 普鲁卡因。

（2）器械：穿刺针，静脉穿刺鞘，双极临时起搏导管，临时起搏器。

（3）急救装置：心电监护仪、心脏电复律除颤器和氧气、气管插管等。

（4）知情同意：向患者说明手术中需要与医师配合的事项，患者签署知情同意书。

（5）其他：备皮，建立静脉通道。

（三）手术方法

（1）静脉途径：常用锁骨下静脉、颈内静脉（30 ～ 40cm）、股静脉。以动脉为标志很易定位，股静脉位于股动脉内侧，颈内静脉位于颈动脉的外侧。右侧颈内静脉是最常用的静脉入路，该入路是进入右室最直接的路径，并能稳定固定导线的位置。

（2）穿刺方法：16G 或 18G 穿刺针穿刺静脉，进入静脉后回血通畅，将导引钢丝送入血管腔内，撤除穿刺针。经导引钢丝送入静脉鞘管，退出导引钢丝后，起搏电极导管经鞘管推送，进入 15 ～ 20cm 或进入右心房后，气囊充气 1.0 ～ 1.5mL，电极导管可顺血流导向通过三尖瓣进入右心室。若应用不带气囊的临时起搏电极，应在 X 线透视下把电极定位在右心室。

（3）电极导管定位与固定：根据心电图特征可指导电极导管的定位。记录到巨大 QRS 波时表示导管已穿过三尖瓣进入右心室，依起搏图形 QRS 波方向调整电极位置，直至出现稳定的起搏图形。右心室心尖部起搏，在体表心电图上产生类似左束支传导阻滞（LBBB）及左前分支阻滞的 QRS，T 波群，心电轴显著左偏（LAD）$-30° \sim -90°$，$V_5 \sim V_6$ 的 QRS 形态可表现为以 S 波为主的宽阔波。右心室流出道起搏，起搏的 QRS 波群呈类左束支传导阻滞型，Ⅱ、Ⅲ、aVF 导联的主波向上，心电轴正常或右偏。右室心尖部是最稳固的部位，通常起搏与感知阈值较为满意。右室流出道起搏作为心尖部起搏的一种替代选择及补充是可行的及安全的，从理论上讲，其血流动力学优于心尖部起搏。一般要求起搏阈值应＜ 1mA（0.5V），在深呼吸和咳嗽时导管顶端位置应固定不变。电极导管安置到位后，应将导管和鞘管缝合固定在穿刺部位的皮肤处，酒精消毒后覆盖无菌纱布并包扎。

（四）起搏电参数调节

（1）起搏频率：起搏器连续发放脉冲的频率。一般为 40 ～ 120 次 /min，通常以 60 次～ 80 次 /min 为基本频率。

（2）起搏阈值：电压为 3 ～ 6V。

（3）感知灵敏度：灵敏度值一般为 1 ～ 3mV。

（五）术后处理

患肢尽量制动，平卧位或左侧卧位；持续心电监测起搏和感知功能；预防性应用抗生素；每日检查临时起搏器的电池状态，及时更换电池；临时起搏导线插入部位要定期换药，检查穿刺局部及患肢情况，以防止局部感染、出血及静脉血栓形成；术后留置一般不超过 7 日。

（六）并发症的预防及处理

（1）心脏穿孔、心脏压塞：临时起搏导线为双极导线，较硬，在植入时，动作应轻柔，在影像下无障碍送管。尤其在心脏扩大及下壁、右心室心肌梗死的患者中，更应小心。另外，导线到位后，避免张力过大，引起心脏穿孔。一旦发生穿孔，可在X线和心电监测下渐退导管，重新调整导管位置。同时，做好心包穿刺的准备，必要时进行手术修补。

（2）导管移位：临时起搏导线头端为柱状电极，植入后容易发生导线移位。植入术中导线应固定牢靠，张力合适。张力过大及过小均可引起移位。若经股静脉穿刺途径，则穿刺侧肢体制动。其他血管途径植入也应减少活动，以卧床休息为主。若发生导线移位，应在X线透视下重新调整导管的位置。

（3）下肢静脉血栓形成：股静脉穿刺后由于患侧下肢制动，加上导管对血管的堵塞和刺激作用，容易形成患侧下肢的静脉血栓。因此，对于预计临时起搏器放置时间较长的患者及有高凝状态的患者，应避免股静脉穿刺途径，或者尽可能缩短临时起搏时间。可进行患肢被动运动，必要时给予低分子肝素抗凝治疗。一旦发生患侧下肢静脉血栓，患侧肢体应制动，行静脉溶栓及抗凝治疗。切忌拔除临时起搏导线，此举可导致血栓脱落而引起肺栓塞。

（4）阈值增高：由于电极周围心肌组织炎症、充血、水肿或缺血，或者电极导线微移位，使起搏阈值增高。可提高输出电压，如仍无效，则需调整导线位置或从其他血管途径重新植入临时起搏导线。

六、永久性人工心脏起搏器植入术操作规范

（一）适应证

具体为：①病态窦房结综合征伴有阿－斯综合征或类似晕厥发作史。②病态窦房结综合征无阿－斯综合征或类似晕厥发作，但有明显症状，或由于心率缓慢不能从事正常工作和生活者。③病态窦房结综合征、慢快综合征，心脏停搏＞3s，或在快慢交替时产生症状者，或必须使用某些药物，而这些药物可引起或加重心动过缓并产生症状者。④房室传导阻滞或室内三分支传导阻滞伴有阿－斯综合征或类似晕厥发作。⑤莫氏Ⅱ型房室传导阻滞或文氏型房室传导阻滞经电生理检查属希氏束内或以下传导阻滞者。⑥有症状的任何水平的永久性或间歇性高度和三度房室传导阻滞。⑦颈动脉窦过敏综合征，有晕厥发作史，心脏停搏＞3s。

（二）禁忌证

心脏急性活动性病变，如急性心肌炎、心肌缺血，合并全身急性感染性疾病。

（三）术前准备

（1）对患者全身及心脏情况进行全面评价，调整水电解质平衡，改善心功能。

（2）向患者及家属说明手术目的、必要性和术中、术后需要与医生配合的事项，告知可能的并发症，请患者或家属签署“知情同意书”。

（3）备皮，建立静脉通道。

（4）心导管室准备手术所需物品：①药品：碘伏或碘酒、70% 乙醇，局部麻醉药如 1% 利多卡因或 1% 普鲁卡因。②起搏器及起搏电极导线，备用与起搏导线相匹配的可撕性静脉导引鞘管。③行植入手术用相应手术器械。④心脏监护仪和除颤器，气管插管和必备抢救药品。

（四）治疗操作

（1）1% 利多卡因局麻下操作，单心腔（心房起搏或心室）起搏者，首选左或右头静脉切开法插入电极导线，若不成功则改锁骨下静脉穿刺。双心腔起搏者电极导线可直接采用锁骨下静脉穿刺法，也可试用头静脉途径插入相应电极导线。

（2）在 X 线影像下将电极导线定位于右心室尖部（心室起搏）和（或）右心房心耳部（心房起搏），定位后测定电极起搏阈值、心腔内 R 波（心房内 A 波）振幅、斜率，心肌阻抗。导线定位后，让患者咳嗽并做深呼吸动作，以保证电极导管在心腔内位置稳定，最后结扎血管，固定导线。

（3）测定起搏器的各类参数并记录。心室起搏阈值≤ 1.0V，R 波幅度≥ 5mV；心房起搏阈值≤ 1.5V，P 波幅度≥ 1.0mV；分别做心房 10.0V、心室 5.0V 高压输出起搏，测试是否有膈肌刺激。

（4）在左或右上胸按起搏器大小在胸大肌筋膜前做一皮下囊袋，充分止血后，将起搏器与导管固定连接，置于囊袋内，逐层缝合。

（五）术后处理

具体为：沙袋局部压迫止血 6 ～ 8 小时；术后平卧 24 小时；术后静脉应用抗生素 3 日，密切观察伤口，1 ～ 3 日换药 1 次，7 日拆线；心电图监测起搏器工作正常。

（六）注意事项

术中应建立静脉通道，准备好抢救药品；术中若遇到头部静脉畸形，可应用锁骨下静脉穿刺，注意观察有无气胸、血胸等并发症。

（七）处理并发症

（1）血肿：术中应充分止血，以免发生血肿。对服用抗凝药者（如华法林），术前须停用 3 ～ 4 日，改为皮下注射低分子肝素，术前 12 小时停用低分子肝素。术后应重新开始华法林抗凝治疗，在 INR 达到治疗目标值以前，应联合应用低分子肝素皮下注射。

（2）气胸、血胸或血气胸：严重者可行穿刺引流。

（3）电极导线移位：在 X 线透视下重新调整导线位置。

（4）切口及起搏系统感染：静脉应用抗生素，必要时做清创处理。清创无效时，可考虑拔出电极导线。

七、房颤射频消融操作规范

鉴于近年来导管消融治疗在维持窦性心律和提高生活质量等方面优于抗心律失常药物治疗的一致研究结果，新的消融能源（冷冻消融等）对房颤治疗的安全性和有效性临床研究得到进一步证实。

（一）适应证及禁忌证

（1）适应证：阵发性房颤，持续性房颤，长程持续性房颤，房颤合并心衰。

（2）禁忌证：左房血栓，冷球蛋白血症，造影剂过敏，严重的肾脏疾病。

（二）射频消融治疗建议

（1）Ⅰ类推荐：症状性阵发性房颤患者，若经至少一种Ⅰ类或Ⅲ类抗心律失常药物治疗后效果不佳或不能耐受者，可行导管消融。

（2）Ⅱa类：①反复发作、症状性阵发性房颤患者，使用Ⅰ类或Ⅲ类抗心律失常药物之前，导管消融可作为一线治疗。②症状性持续性房颤患者，使用抗心律失常药物治疗后无效或不能耐受者，导管消融可作为合理选择。③症状性持续性房颤患者，使用抗心律失常药物治疗之前，权衡药物与导管消融风险及疗效后，导管消融可以作为一线治疗。④伴有心力衰竭、肥厚型心肌病、年龄＞75岁的房颤患者，在应用抗心律失常药物之前或之后均可考虑行导管消融，但须慎重权衡导管消融风险及疗效。⑤伴有慢快综合征的房颤患者，导管消融可作为合理治疗选择。⑥对于职业运动员，考虑到药物治疗对运动水平的影响，导管消融可以作为一线治疗。

（3）Ⅱb类：①对于症状性、长程持续性房颤患者，无论之前是否接受过抗心律失常药物治疗，权衡药物与导管消融风险及疗效后均可行导管消融。②对于一些无症状阵发性或持续性房颤患者，权衡导管消融风险及疗效后，均可行导管消融。

（4）Ⅲ类：存在抗凝药物治疗禁忌的房颤患者，选择导管消融术。

执行上述建议时，需充分考虑到术者及所在中心的经验、患者的风险 / 获益比、影响房颤成功转复和维持窦性心律的因素、患者的意愿。存在左心房 / 左心耳血栓是房颤导管消融的绝对禁忌证。

（三）射频消融术式选择

房颤导管消融主要存在以下几种术式：环肺静脉电隔离（CPVI）、CPVI 基础上联合线性消融、非肺静脉触发灶消融和（或）基质标测消融、肾去交感神经消融、碎裂电位消融、转子标测消融、神经节消融等。CPVI 是房颤消融的基石，目前多采用环肺静脉前庭电隔离 CPVI 术式。

（四）消融术前准备

（1）完善术前检查：血液、尿液、大便常规，甲状腺功能评估，生化检查，肝肾功能和出凝血功能，记录窦性心律和心律失常发作时的12导联体表心电图，最好进行动态心电图检查，以便了解伴随的心律失常及窦房结和房室结的功能；消融当日或前1日常规行经食道心脏超声（TEE）检查，排查左心房血栓；如有心房血栓证据，须规范抗凝至少3个月，证实血栓消失后再进行消融治疗。

（2）术前抗凝：卒中风险 CHA_2DS_2-VASc 评分 ≥ 2 的阵发性房颤患者和所有持续性房颤患者，均需口服华法林或者NOAC至少3周。

（3）术前应用抗心律失常药物：根据治疗需要，可继续应用与心律失常无关的药物，为避免抗心律失常药物对消融的影响，除胺碘酮外，其他抗心律失常药物至少停用5个半衰期。但在心律失常症状严重时，可继续应用有效的抗心律失常药物。

（五）消融术中管理

（1）术中麻醉/镇痛：单独使用丙泊酚、右美托咪定或联合应用芬太尼和咪达唑仑可以取得较好的深度镇静。麻醉、镇静和止痛都须在有心率、无创或有创血压、血氧饱和度监测下，由经过良好培训、经验丰富的医师进行，导管室应常规准备相应的拮抗或急救药品。

（2）术中抗凝：术中需静脉应用普通肝素抗凝，维持激活全血凝固时间（ACT）300～350秒。肝素化应在房间隔穿刺前或穿刺完成即刻进行，原因在于术中穿房间隔到达左心房的鞘管、电极和消融导管容易形成接触性血栓。手术结束移除鞘管后是否给予鱼精蛋白拮抗最后2小时内使用的普通肝素，视穿刺口止血情况而定。

（六）消融术后管理

（1）术后观察：房颤消融过程顺利、无严重并发症的患者可在心内科病房观察。术后应卧床 6 ～ 12 小时，穿刺口局部压迫止血。注意观察血压、心律和心电图的变化，以及心脏压塞、气胸、血管并发症等的发生。迷走反射发生时需通过输液和（或）阿托品治疗。术后出现低血压时，应明确其原因并予以相应处理。术后 3 ～ 5 日内出现的心包炎，有时可伴有轻度胸痛和自限性低热，一般用阿司匹林治疗即可；偶尔在心包积液较多、症状持续时，可应用糖皮质激素。如术后 6 ～ 10 日出现延迟发热状态，无论是否伴有神经系统相关症状，都应排除左心房食管瘘。术后服用胺碘酮的患者应定期复查甲状腺功能。对高度怀疑肺静脉狭窄 / 闭塞者，应在消融 3 ～ 6 个月后行 MRI 或 CT 检查。

（2）术后抗凝：因术后早期是血栓形成的高危期，应在术后当日或第 2 日继续应用口服抗凝药物治疗至少 2 个月。围术期未使用口服抗凝剂，如术后口服华法林治疗，在 INR 达到 2.0 之前重叠使用低分子肝素皮下注射。若采用不间断华法林策略，或采用 NAC 抗凝，均不需低分子肝素桥接过渡。2 个月后是否继续应用口服抗凝药物应视患者的血栓栓塞风险而定。鉴于术后相当比例房颤复发且无症状及 5 年后较高的复发比例，对于 CHA_2DS_2-VASc 评分≥ 2 者应推荐长期抗凝治疗。

（3）消融术后随访及监测：①随访内容应包括并发症、心律失常监测、卒中风险及抗凝需求等的评估，对房颤外相关疾病进行治疗，进行生活方式的干预。房颤消融并发症多发生在术中，也可发生在术后数周至数月，因而术后早期随访要重点关注并发症，特别是识别出需要紧急评估并立即进行治疗的部分症状与体征。随访医师及患者都需要知晓并发症的可疑症状及体征，以便患者能较快地得到合理治疗。②随访的频度、方案和标准：术后随访至少 3 个月，以后每年至少随访一次，应对患者的临床状态进行评估，包括是否存在房颤、卒中风险及规范抗凝情况、相关疾病治疗效果及生活质量改善等。

八、左心耳封堵术操作规范

（一）适应证

包括：①不适合长期口服抗凝者；②服用华法林，国际标准化比值（INR）达标但仍发生卒中或栓塞事件者；③低出血风险（HAS-BLED 评分≥ 3）者；④可长期服用阿司匹林或氯吡格雷；⑤年龄＞ 18 岁，推荐年龄＞ 65 岁。

（二）禁忌证

包括：①左心房内径＞ 65mm、经食管超声发现心内血栓或左心房腔内浓密自发显影、严重二尖瓣病变或心包积液＞ 3mm 者；②预计生存期＜ 1 年、低卒中风险（CHA_2DS_2-VASc 评分，男性为 0，女性为 1）或 HAS-BLED ＜ 3 者；③需华法林抗凝治疗的除房颤外的其他疾病者；④存在卵圆孔未闭合并、房间隔瘤和右向左分流，升主动脉 / 主动脉弓处存在复杂可移动 / 破裂 / 厚度＞ 4mm 的动脉粥样硬化斑块者；⑤有胸膜粘连（包括曾经做过心脏手术、心外膜炎及胸部放疗）者；⑥需要接受择期心脏外科手术者；⑦目前虽无直接证据证实心功能低下为经皮左心耳封堵的不利因素，但对于左室射血分数＜35%的NYHA心功能Ⅳ级且暂未纠正者，不建议左心耳封堵。

（三）操作流程

1. 术前抗凝

对于长期口服华法林的患者，术前应调整华法林剂量，使INR＜2.0；对于应用低分子肝素或口服抗凝血药（DOAC）行术前抗凝治疗的患者，术前1小时可给予预防性抗生素治疗。

2. 术前评估

术前采用TEE评估左心耳解剖结构，包括评估左心耳基本特征（开口形状及大小、左心耳瓣叶的数目及位置、左心耳的工作长度和梳状肌特点），评估左心耳结构的复杂程度（左心耳与左上肺静脉的位置关系、左心耳的形状分类），确认心包积液基本情况，以备术后复查。其中，确认左心耳有无血栓，以及多角度测量左心耳开口直径与深度尤为重要，必要时可行左心房增强CT检查。

3. 术中操作过程

（1）房间隔穿刺：一般由右股静脉入路，推荐使用TEE双房切面（90°～110°），主动脉短轴切面（45°）来引导穿刺位点。为保证鞘管操作的同轴性，穿刺点宜偏下偏后。

（2）导引鞘管操作：穿刺房间隔后进行左心房造影，送SWARTZ鞘通过房间隔。术中肝素抗凝，控制ACT水平为200～300秒，每30分钟测量ACT以指导肝素用量。术中要确保左心房压＞10mmHg，防止因为术前容量不足而导致左心耳测量值偏小。送导丝至左上肺静脉，通过导丝交换为封堵器导引鞘，沿导引鞘送入猪尾导管至左上肺静脉；将导引鞘后撤至接近间隔水平，缓慢后撤猪尾导管，待其头端出现向下的跳跃，逆时针方向旋转前送猪尾导管进入左心耳。经猪尾导管进行左心耳造影（右前斜 30°+ 足位 20°），测量左心耳开口直径及深度，再结合超声测量结果来选择封堵器型号，通常封堵器直径比左心耳口部最大直径大 4 ～ 6mm；可以在 DSA 屏幕上画出左心耳形态水印，明确鞘管的安全区域。

（3）释放封堵器：通过导引鞘将封堵器送至左心耳口部，经左心耳造影和 TEE 检查确认封堵器位于最佳释放位置，方可释放封堵器。器械释放之前，必须满足以下超声心动图的条件，即 PASS 原则：①位置：器械放置于左心耳口部或稍远的位置；②锚定：固定锚已经嵌入左心耳壁 / 器械稳定；③尺寸：器械相对原尺寸压缩 10% ～ 25%；④封堵：左心耳所有分叶都被封堵住，残余分流＜ 5mm。如果四个器械释放条件均达到，则逆时针旋转释放手柄 3 ～ 5 圈来释放封堵器；对于定位不理想的，WATCHMAN 封堵器可回收，调整后重新定位释放。

4. 术后管理

术后住院监护至少 24 小时。术后第 1 日应行胸部 X 线检查以明确封堵器位置，并复查超声心动图，明确是否发生心包积液和（或）心脏压塞等并发症。出院时封堵成功定义为出院时左心耳封堵器功能正常，无主要不良事件发生。封堵器功能正常定义为出院前或术后 7 日内超声心动图显示左心耳封堵器释放完全且功能正常。

术后应继续服用华法林抗凝，并同时给予低分子肝素协同抗凝，直至 INR 达到 2.0 后方可停用低分子肝素。出院后患者应坚持口服华法林抗凝至少 45 日且在有效 INR 范围内。如封堵器植入 45 日后经 TEE 确认封堵成功（完全封堵或残存血流＜5mm），可停用华法林，改为双联抗血小板治疗，直至术后 3 个月时停用氯吡格雷，仅服用阿司匹林至少 12 个月，较旧版用药方案（双联抗血小板至少 6 个月，阿司匹林终生服用）明显缩短疗程。如第 45 日随访时复查 TEE 未达到成功封堵（残存血流＞5mm），则继续口服华法林抗凝，可以用 DOAC 来替代上述华法林抗凝。允许医生根据患者意愿、出血风险及卒中风险来决定术后用药方案。

九、胸腔穿刺术操作规范

（一）适应证

胸腔积液性质不明者，应做诊断性穿刺；大量胸腔积液压迫，导致呼吸循环障碍者；结核性胸膜炎化学疗法后中毒症状减轻，仍有较多积液者；脓胸、脓气胸患者；肺炎并发胸膜炎且胸腔积液较多者；外伤性血气胸患者；脓胸或恶性胸腔积液需向胸腔内注入药物者。

（二）禁忌证

病情危重，有严重出血倾向，大咯血，穿刺部位有炎症病灶，患者对麻醉药过敏。

（三）用品

胸腔穿刺包1件，内有12号或16号带有乳胶管的胸腔穿刺针、小镊子、止血钳、5mL注射器及针头、50mL注射器、纱布、孔巾和换药碗、无菌试管数支（留送常规、生化、细菌、病理标本等，必要时加抗凝剂的无菌试管）。

（四）方法

具体操作方法为：①患者反向坐于靠背椅上，双前臂平置于椅背上缘，头伏于前臂上。重症患者可在病床上取斜卧位，病侧手上举，枕于头下，或伸过头顶，以扩张肋间。②穿刺部位宜取胸前叩诊实音处，一般在肩胛下角线7～9肋间，或腋中线第5～6肋间。包裹性积液，宜根据X线或超声检查所见决定穿刺部位。③术者戴口罩和无菌手套，助手协助打开胸穿包，穿刺部位依常规消毒、铺巾，局部麻醉应逐层浸润达壁层胸膜。④检查穿刺针是否通畅，如无阻塞，用止血钳夹紧针尾乳胶管。左手食指与中指固定穿刺处皮肤，右手将穿刺针沿下位肋骨上缘垂直缓慢刺入，当穿过壁层胸膜时，针尖抵抗感突然消失，然后接上注射器，放开钳子即可抽液。助手用止血钳协助固定穿刺针，并随时夹闭乳胶管，以防止空气进入胸腔。⑤抽液完毕，拔出穿刺针，盖以无菌纱布，用胶布固定。嘱患者卧床休息。

（五）注意事项

包括：①术前经卧位胸部X线、超声波和（或）CT检查、B超定位。向患者说明穿刺的目的和大致过程，以消除其顾虑，取得配合。②刺针应沿肋骨上缘垂直进针，不可斜向上方，以免损伤肋骨下缘处的神经和血管。③抽液不可过多、过快，严防负压性肺水肿发生。以诊断为目的者，抽液 50 ～ 200mL；以减压为目的者，第一次不超过 800mL，以后每次不超过 1200mL。④穿刺中患者应避免咳嗽及转动，必要时可事先服用可待因。术中如果患者发生连续咳嗽，或出现头晕、胸闷、面色苍白、出汗甚至晕厥等胸膜反应，应立即停止抽液，拔出穿刺针，让患者平卧，必要时皮下注射 1 ∶ 1000 肾上腺素 0.3 ～ 0.5mL。⑤需要向胸腔内注入药物时，抽液后接上备好的盛有药液的注射器，将药液注入。⑥严重肺气肿、广泛肺大泡者，或病变邻近心脏、大血管者，以及胸腔积液量甚少者，胸腔穿刺宜慎重。⑦抽液后患者应卧床休息，必要时复查胸透，观察有无气胸并发症。

十、心包穿刺术操作规范

（一）适应证

包括：用于判定积液的性质与病原；心脏压塞时，穿刺抽液以减轻症状；化脓性心包炎时，穿刺排脓、注药。

（二）禁忌证

包括：主动脉夹层伴心包积液者；以心脏扩大为主而积液量少者；有严重出血倾向或凝血功能障碍者。

（三）用品

常规消毒治疗盘；无菌心包穿刺包（或一次性中心静脉导管穿刺包），内有心包穿刺针（针座接胶管），5mL 和 50mL 注射器，7 号针头，血管钳，洞巾，纱布；其他用物如 1% 利多卡因、无菌手套、试管、量杯等；备用物品如心电图机、心脏除颤器和简易呼吸器等。

（四）方法

具体操作方法为：①患者一般取坐位或半卧位，暴露前胸、上腹部，仔细叩出心浊音界，选好穿刺点（或在 B 超引导下）。常用的部位有胸骨左缘、胸骨右缘、心尖部及剑突下。②消毒局部皮肤，覆盖消毒洞巾，在穿刺点自皮肤至心包壁层做局部麻醉。③将连于穿刺针的橡胶皮管夹闭，穿刺针在选定且局麻后的部位进针。④在缓慢负压下进针，见到液体从针管流出时，提示穿刺针已进入心包腔，如果有心脏搏动撞击针尖感，应稍退针，以免划伤心脏，同时固定针体。⑤进入心包腔后，助手将注射器接于橡皮管上，放开钳夹处，缓慢抽液，当针管吸满后，取下针管前，应先用止血钳夹闭橡皮管，以防空气进入。记录抽液量，留标本送检。⑥抽液完毕，拔出针头或套管，覆盖消毒纱布，压迫数分钟，并用胶布固定，必要时可留置导管。

（五）注意事项

包括：①严格掌握适应证。因心包穿刺术有一定危险性，应由有经验的医师操作或指导，并在心电监护下进行穿刺。②术前进行心脏超声检查，确定液平段大小与穿刺部位，选液平段最大、距体表最近点作为穿刺部位，或在超声显像指导下进行穿刺抽液。③如抽出鲜血，应立即停止抽吸，并严密观察有无心脏压塞征象。④操作应轻柔，切忌强力快速进针，进入心包后随时细察针尖感觉。如有搏动感，提示针尖已触及心脏或已刺入心肌，应立即退针。抽液或冲洗时动作需轻缓。⑤抽液速度宜缓慢，首次抽液量以 100mL 为宜，以后每次抽液量为 300 ～ 500mL，避免抽液过多导致心脏急性扩张。

参考文献

[1] 葛均波，王伟民，霍勇．冠状动脉内旋磨术中国专家共识 [J]. 中国介入心脏病学杂志，2017, 25(2): 61–66.

[2] 国家卫生健康委办公厅，医政医管局．关于印发冠状动脉球囊成形术与支架植入术操作规范 (2022 年版) 和髋膝关节置换术操作规范 (2022 年版) 的通知 [EB/OL]. (2022–03–18)[2022–05–09]. http://www.nhc.gov.cn/yzygj/s7659/202203/d5cb0d71f5db461da0097c54b8296814.shtmL.

[3] 黄从新，张澍，黄德嘉，等．心房颤动：目前的认识和治疗的建议 –2018 [J]. 中国心脏起搏与心电生理杂志，2018, 32(4): 315–368.

[4] 阮晓芳，刘新琼，周新英，等．中药药枕在眩晕病 (原发性高血压) 中医护理方案的应用 [J]. 世界最新医学信息文摘，2019, 19(41): 3–4.

[5] 谭雨晴，李颖，李军．中医药治疗扩张型心肌病的临床研究现状 [J]. 中华中医药杂志，2019, 34(8): 3655–3657.

[6] 魏国琴．中药足浴辅治原发性高血压临床观察 [J]. 实用中医药杂志，2014, 30(6): 548–549.

[7] 血管内超声在冠状动脉疾病中应用的中国专家共识专家组．血管内超声在冠状动脉疾病中应用的中国专家共识 (2018)[J]. 中华心血管病杂志，2018, 46(5): 344–351.

[8] 赵振刚，HASAN JILAIHAWI. 2017 年美国心脏病学会 / 美国心脏协会心脏瓣膜病患者管理指南更新：要点解读及前景展望 [J]. 华西医学，2018, 33(2): 173–187.

[9] 《中国高血压防治指南》修订委员会．中国高血压防治指南 (2018 年修订版)[J]. 心血管病防治，2019, 2(19): 1–44.

[10] 中国医药教育协会心血管内科专业委员会，中国医师协会高血压专业委员会，中华医学会心血管病学分会高血压学组．中国继发性高血压临床筛查多学科专家共识 (2023)[J]. 心脑血管病防治，2023, 23(1): 1–24.

[11] 中华心血管病杂志编辑委员会，中国生物医学工程学会心律分会，中国老年学和老年医学学会心血管病专业委员会，等．晕厥诊断与治疗中国专家共识 (2018)[J]. 中华心血管病杂志，2019, 47(2): 96–107.

[12] 中华医学会．临床技术操作规范 [M]. 北京：人民军医出版社，2007.

[13] 中华医学会，中华医学会杂志社，中华医学会全科医学分会，等．心脏骤停基层诊疗指南 (实践版・2019)[J]. 中华全科医师杂志，2019, 18(11): 1042–1046.

[14] 中华医学会心电生理和起搏分会，中国医师协会心律学专业委员会．2020 室性心律失常中国专家共识 (2016 共识升级版)[J]. 中国心脏起搏与心电生理杂志，2020, 34(3): 189–253.

[15] 中华医学会心电生理和起搏分会，中国医师协会心律学专业委员会．经冷冻球囊导管消融心房颤动中国专家共识 [J]. 中华心律失常学杂志，2020, 24(2): 96–112.

[16] 中华医学会心电生理和起搏分会，中国医师协会心律学专业委员会，中国房颤中心联盟心房颤动防治专家工作委员会．心房颤动：目前的认识和治疗建议 (2021)[J]. 中华心律失常学杂志，2022, 26(1): 15–88.

[17] 中华医学会心血管病学分会，中国心肌炎心肌病协作组．中国扩张型心肌病诊断和治疗指南 [J]. 临床心血管病杂志，2018, 34(5): 421–434.

[18] 中华医学会心血管病学分会，中华心血管病杂志编辑委员会．中国左心耳封堵预防心房颤动卒中专家共识 (2019)[J]. 中华心血管病杂志，2019, 47(12): 937–955.

[19] 中华医学会心血管病学分会心血管急重症学组，中华心血管病杂志编辑委员会．心源性休克诊断和治疗中国专家共识 (2018)[J]. 中华心血管病杂志，2019, 47(4): 265–277.

[20] 中华医学会心血管病学分会，中国医师协会心血管内科医师分会，中国医师协会心力衰竭专业委员会，等．中国心力衰竭诊断和治疗指南2024[J]. 中华心血管病杂志，2024, 52(3): 235–275.

[21] 刘欣．常见内科疾病诊治理论与实践 [M]. 北京：中国纺织出版社，2019.

[22] 中国成人血脂异常防治指南修订联合委员会．中国成人血脂异常防治指南 (2016 年修订版)[J]. 中华全科医师杂志，2017, 16(1): 15–35.

[23] 中国血脂管理指南修订联合专家委员会．中国血脂管理指南 (2023 年)[J]. 中国循环杂志，2023, 38(3): 237–271.

[24] 2018 ESC Guidelines for the diagnosis and management of synco[J]. Revista Española de Cardiología (English Edition), 2018, 71(10).

[25] DU FAY DE LAVALLAZ J, BADERTSCHER P, NESTELBERGER T, et al. B–Type Natriuretic Peptides and Cardiac Troponins for Diagnosis and Risk–Stratification of Syncope[J]. Circulation, 2019, 139(21).

[26] LIANG Y, LI X L, TSE GARY, et al. Diagnostic Value of Cardiac Troponin I and N–terminal pro–B–Type Natriuretic Peptide in Cardiac Syncope[J]. Current Research in Physiology, 2021, (4).

[27] Nishimura R A, Otto C M, Bonow R O, et al. 2017 AHA/ACCFocused Update of the 2014 AHA/ACC Guideline for theManagement of Patients With Valvularheart Disease: a report of the American College of Cardiology/American heart Association Task Force on Clinical Practice Guidelines[J]. J Am Coll Cardiol, 2017, 70(2): 252–289.

[28] THOMAS U, CLAUDIO B, FADI C, et al. 2020 International Society ofhypertension globalhypertension practice guidelines[J]. Jhypertens, 2020, 38: 982–1004.